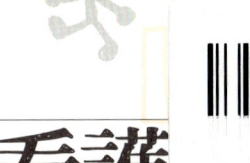

精神科看護
THE JAPANESE JOURNAL OF PSYCHIATRIC NURSING

2014.9 CONTENTS
vol.41 通巻264号

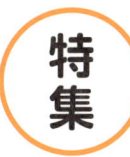

特集

働く環境, 再考
──魅力ある職場をめざして

特集①　働く環境, 再考──魅力ある職場をめざして

004 **【座談会（1）】**
多様な働き方を実現するための工夫
短時間正職員制度──長谷川病院の場合
田巻宏之　伊藤則子

011 **【座談会（2）】**
魅力ある職場づくりに向けて
要としての課長（師長）の役割
麻場英聖　見津かおり　牛島一成

018 ### みんなで本気で取り組む職場環境の向上
琵琶湖病院の実践
寺井 元　秋岡美紀

特集②　第39回日本精神科看護学術集会 基調講演

026 ### 精神科看護のスキルとしてのチームマネジメント
大塚恒子

特別記事

038 ◀ **あなたの地域に，リカバリーの風を吹かせる方法**
学会でWRAPワークショップを開催して
安保寛明

連載

058 ◀ **看護に行き詰ったら，当事者に訊いてみよう③**
宏太郎　峯村秀一　灯路　さざなみ　こだぬき　大野美波　髙見青磁

062 ◀ **過古のひと 夜明け前の看護譚⑤**
重黒木 一

070 ◀ **喪失と再生に関する私的ノート⑨**
米倉一磨

072 ◀ **土屋徹のjourney&journal㊷**
土屋 徹

074 ◀ **坂田三允の漂いエッセイ⑩②**
坂田三允

044 ◀ **NEXT VISION**◆精神看護ケア検討会
小林 信

Ⅰ ◀ **形なきものとの対話㊴**
竹中星郎

Ⅱ ◀ **写真館⑩**◆有松夕希子さん
大西暢夫

049 ◀ **クローズアップ**
医療法人 韮崎東ケ丘病院／山梨県韮崎市
編集部

069 ◆ まさぴょんの精神科看護日常茶飯事
046 ◆ 学びの広場
076 ◆ 書籍紹介
079 ◆ 次号予告・編集後記

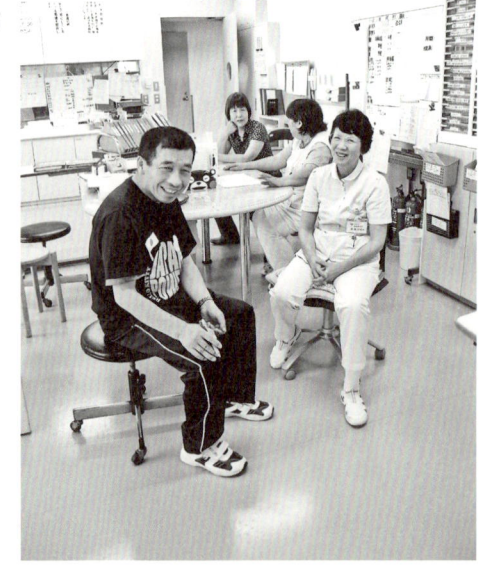

特集

働く環境，再考
——魅力ある職場をめざして

特集① 働く環境，再考—魅力ある職場をめざして
◉【座談会（1）】多様な働き方を実現するための工夫
◉【座談会（2）】魅力ある職場づくりに向けて
◉みんなで本気で取り組む職場環境の向上

特集② 第39回日本精神科看護学術集会 基調講演
◉精神科看護のスキルとしてのチームマネジメント

特集にあたって

◉ 編集部 ◉

　看護職が安心して活き活きと働ける職場であることは，そこで働く看護職自身の心身にとっても大切なものであり，同時にそれは患者さんに提供される看護のあり方にも影響を与えるものだろうと思う。そこで今回の特集では「働く環境，再考」と題して，短時間正職員制度の導入（多様な働き方の実現）が職場環境に与える影響，組織風土のありように関して組織のリーダーである看護管理者のもつ機能や責務について，さらにはケアと職場環境の向上をはかるために取り組んでいる，とても身近な多種多様な方策など，職員が安心して働ける職場をめざして奮闘する全国の精神科病院の取り組みを紹介したい。

　また，特集②では今年6月6日から8日にかけて行われた日本精神科看護協会主催，第39回日本精神科看護学術集会（広島）の基調講演「精神科看護のスキルとしてのチームマネジメント（講師：大塚恒子氏）」の内容を一部加筆修正のうえ，掲載する。マネジメントとは何か，部下をやる気にさせる方法，リーダーシップのあり方，さらに米国におけるマネジメントやリーダーシップの考え方など，多岐にわたる内容となっている。

　特集①②ともに「働く場」について再考する際に必要となる基本的な視点—組織とは何か，リーダーシップとは何か，職員が安心して活き活きとして働くとは，どういったあり方か—を提供してくれている。ぜひご自身の組織を見つめ直す際に参考にしていただければ幸いである。

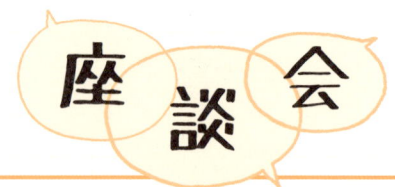

多様な働き方を実現するための工夫
短時間正職員制度―長谷川病院の場合

医療法人社団碧水会長谷川病院
看護部長（東京都三鷹市）
田巻宏之 たまき ひろゆき

同 看護科長
伊藤則子 いとう のりこ

　昨今，多くの病院で取り入れられている「短時間正職員制度」。看護職の多様な働き方を実現するこの制度が職場環境にもたらすものや制度運用上の課題，さらには病棟のマネジメントにおける「精神科看護」ならではの方法について長谷川病院看護部長と科長に聞きました。

＊【短時間正職員制度とは】短時間正職員制度とは，フルタイムの正職員より一週間の所定労働時間が短い正職員を指す。法律上で「短時間正職員」が定義されているわけではなく，企業・組織内において，このような働き方を制度化したもの（日本看護協会http://www.nurse.or.jp/kakuho/pc/various/shorttime/index.html）。

はじめに

田巻　長谷川病院（以下，当院）の「短時間正職員制度」は前任の看護部長の時代に導入されました。きっかけは，厚生労働省が行った「平成20年度看護職の多様な勤務形態導入モデル事業」への参加です。当時はすでに看護師の配置基準の7：1が始まっており，もっとも根本的な目的は看護職員の確保ということであったと思います。

　現在この制度を最も利用しているのは育児休暇明けのママさんナースです。家事や育児をする看護師にとって常勤職員と同じような働き方は非常にハードルが高く，家庭の協力がなければできません。常勤職員と同じような働き方ができないために退職してしまうというケースはまま見られると思います。あるいは休職して何年か後に職場復帰をするにしても，患者さんも入れ替わり，職員も入れ替わり，病院のシステムも入れ替わっていたりします。いわばその看護師にとっては「浦島太郎」状態で病院に戻ってこざるを得ません。このような看護師にとって，週3日以上であれば常勤職員と同様の保障が得られ，仕事が続けられる，有益な制度だと思っています。

　この制度は病院にとっても非常に有益です。制度があることによって退職や休職とは違う方法を提示できますし，変則的に出勤する職員であっても常勤換算ができますので，経営上・管理上でもプラスになります。実際にこの制度を導入して実感するのは，管理上というよりは，何より職員が離職せず，継続して働き続けられることであり，特に育児中は家庭中心であっても，育児がひと段落すればその看護師は，常勤となる場合も多く，これらの看護師は非常に戦力になる看護師となっています。当院の2名

特集　働く環境，再考―魅力ある職場をめざして

表1　常勤職員と短時間正職員・非常勤の比較

	正規職員		非正規職員
	常勤職員	短時間正職員	非常勤（アルバイト）
勤務時間	週37時間	週20時間以上	週20時間以内
勤務体制	2交代 日勤9：00～17：15 夜勤16：45～翌9：15	日勤のみ または夜勤可能な場合同左	日勤のみまたは夜勤専従
給与	規定どおり	規定どおりの給与×約定時間÷37時間	時給で契約 勤務時間により月給として支給する
賞与	あり（基本給×支給月数）	あり（基本給×支給月数）	なし
定期昇給	あり	あり	なし
退職金	あり	あり	なし
時間外手当	あり	あり	あり
夏季休暇	あり（最高5日）	あり（比例配分：端数切捨）	なし
年末年始休暇	あり（12／30～1／3）	あり（12／30～1／3）	なし
有給休暇	あり（最高20日）	あり（最高20日）	あり
社会保険	あり	あり	あり・なし
労働保険	あり	あり	あり・なし

の副部長もそうですし，出産育児を経験しその間も仕事を続けていた看護師はかなり「使えるナース」であることが経験上多いと思っています。そのような看護師を失わないで済む，ということが最大のメリットであり，先行投資であると考えています。

短時間正職員制度の概要

田巻　当院の短時間正職員制度の概要について簡単に説明します（表1）。常勤職員は週37時間以上働きますが，この制度では週20時間以上です。だいたい週3日の勤務という計算になります。勤務日や時間などは，基本的にその看護師の希望通りとなります。非常勤（非正規）職員とこの制度を利用している職員の違いは，正規職員であるため有給があり，退職金もカウントされます。もっとも大きいのは社会保険・労働保険のところで，きちんと病院が保障しています。

　この制度を利用しているのは，先にあげた出産・育児後の職員だけではなく，大学院に通うなど自分のキャリアアップを目的とする職員であったり，看護のほかに何か夢（芸能関係であったり美容関係であったり）があるが，現状はそれだけでは生活ができない職員がこの制度を利用しています。現在，この制度を利用している者は各病棟に2, 3名ほどおります。この制度を利用する職員の人数制限はいまのところ設けてはいません。

座談会

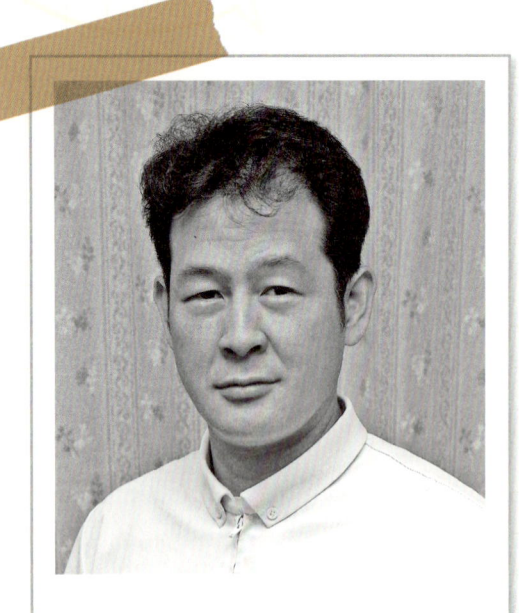

田巻宏之 看護部長

短時間正職員に与えられる役割

編集部 ここからは本題なのですか，フルタイムの職員と比較した場合に，割り当てられる仕事の内容は変わるのでしょうか。

伊藤 そこはやはり本人の能力に応じて，ということになると思います。経験年数がある職員の場合には週3日の日勤勤務のなかでリーダー業務をやってもらったり，教育に関する業務を担当していただいたりしています。経験年数が短い職員にはまずはルーティン業務。そしてさらなるレベルアップをはかってもらうことが必要なので，週3日の勤務であっても年間を通して院内で整備している教育の機会にはしっかり参加してもらうようにしています。これは実際にこの制度を利用している職員が話していたことですが，週3日の勤務であっても，役割が与えられて，それをしっかり自分が担っていくことで，責任感が芽生えていくのだそうです。同じような制度を利用している施設でも，週のなかで勤務時間が短いと，どうしても責任のある仕事を任せてもらえないというケースがあるようです。手前味噌ですが「長谷川病院の場合だと，こうして役割が与えられて責任をもたせてくれる。それが自分の『やりがい』『やる気』になっている」という意見は少なくありません。

田巻 そうした姿を見ていると，この制度を利用していない他の職員にとって，自分の今後のキャリアを考えたときに，大きな安心感につながっていると思います。当院に新卒で入職した看護師も，いずれは結婚・出産を経験します。そのようなときに，この制度を利用することで，看護師を辞めなくてすむ，ということがわかっていますからね。あたりまえのように出産後に産休・育休をとって，週3日の勤務でも職場に戻ってくることができる。しかも夜勤はやらなくていい。

短時間正職員制度の業務上のメリット

伊藤 勤務は常に日勤と決まっているので，昼間の患者さんの状態を連続して把握できるという点は，メリットとしてあげられると思います。要するに変化が見えやすいというわけです。通常の勤務体系ですと，夜勤を挟みますので，昼間の患者さんの状況が抜けてしまいます。このように持続して同じ状況を観察できるというのは大きいですね。

同じように昼間の時間帯にメインで働いているので，ご家族とかかわることが多くなり，

特集 働く環境，再考―魅力ある職場をめざして

そのぶん患者さんに関する幅広い情報を得られるのだと思います。

あと，これは事務的な内容なのですが，勤務表を作るうえでも，日勤帯しか入らない職員がいることで，わりと幅広く自由にスケジュールを作れるのです。

編集部 てっきりこうした制度を利用している職員がいると，勤務表の作り方が繁雑になるのではないかと思っていました。

伊藤 実はそうではないのです。日勤帯での勤務ということがわかっていますから。通常，夜勤帯からまず勤務表を作っていくのです。そうすると，どこの日勤帯で誰と誰を組み合わせようかというときに，当病棟の制度利用をしている3人は必ず日勤帯に入るので，ベテランたちと新人たちとを組みあわせてつくるうえで，その3人がいるぶん，組みあわせがしやすいのです。それに当病棟の3人の場合，週3日の勤務ということになってはいますが，職員のお休みの希望が多いときなどは，追加でもう1日出勤をお願いして，協力を仰ぐこともあります。これはもちろん例外的な対応ですが，みなさん根本の部分で「もっと働きたい」という思いをもっているので，協力いただいています。

田巻 常勤職員のナースからすれば，勤務が日勤帯ばかりでは大変ですし，責任も重い。それに夜勤手当が入らないと厳しい，という人がいるのも現実です。ですから，日勤帯専門の職員がいる意味というのは想像以上に大きいですよね。

短時間正職員制度を運営するなかで

編集部 意地の悪い言い方をさせていただ

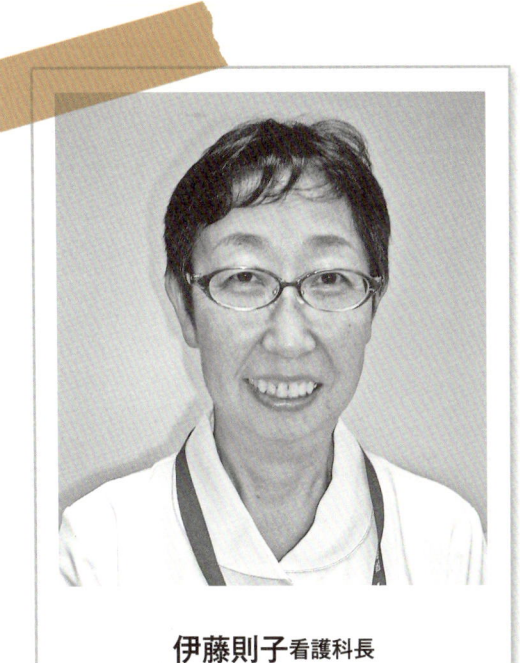

伊藤則子 看護科長

くと，限られた時間しか働けない職員に対して「あの人は週2，3日の勤務なの楽でいいね」というような雰囲気が出てくることもあると思います。

田巻 たしかに，他の病院のとても忙しい病棟では，当然のように長時間の残業をするケースもあるそうでね。そうなると，定時だから，子どもを迎えに行かなくてはならないからとさっさと帰ってしまう職員がいることで病棟がぎくしゃくしてしまうことは十分に考えられますね。しかし当院の場合は，そのような雰囲気はほとんどありません。

伊藤 むしろちゃんと時間どおりに帰ることができるように，みんなが協力をしてくれますよね。

田巻 先ほど申し上げたように，いつか自分も結婚・出産して，その制度を利用する可能性があるということがわかっているから「忙しい

のに帰っちゃって，まったく」というようなことにはなりにくいのでしょうね。

しかし現実的にはそのようなこと—勤務の形態や処遇をめぐって職場がぎくしゃくするような雰囲気が生まれてしまうことは，管理者として予め想定しています。だから日ごろからこの制度を利用している職員と常勤職員との関係性には目を配っています。もし職員が何か気になることを抱えているのであれば，しっかりと話を聞き，どういったあたりが気になるのか，明確にしていきます。

短時間正職員もやはり「短い時間しか働けなくて申し訳ないな」という気持ちをもっています。そうした気持ちを抱いているのだということを常勤職員側に伝えていきながら，同時に，そうした職員がいることで常勤職員の側も助けられているのだということも理解してもらうような気配りはしています。

そうしたコミュニケーションが少ないと，「私ばかり忙しい！　あの人たちはさっさと帰っちゃう！」となってしまいますね。このあたりは科長さんたちが特に配慮しているところではないでしょうか。

伊藤　先ほど私や田巻看護部長が話したように，日勤帯専門の職員がいることのメリットは多岐に渡ります。少なくとも，短時間の正職員がいるほうが，まったくいないことを考えると，確実にマンパワーの点で助かっていますからね。それにいま話にあがっているような不満（「私ばかり忙しい！　あの人たちはさっさと帰っちゃう！」）というのは，結局のところ，なんらかの不満—自分は一生懸命に仕事をしているのに誰も評価してくれない，というような不満に端を発しているケースが多いのだと思

います。そうしたまわりからの評価がないために，誰かを思いやる気持ちがなくなっていくのだと思います。

田巻　たしかにそれはそうで，短時間正職員がいると忙しくなる，あるいは忙しくならない，という話ではなくて，すべてのスタッフが正当な評価を受け，働くうえでの満足を得ていることが，他人への思いやりにつながって，病棟の雰囲気を形づくるのだと思います。

多様な勤務形態における課題

伊藤　先ほど，短時間正職員は日勤帯のみの勤務のため「昼間の患者さんの状態を連続して把握できるという点は，メリットとしてあげられる」と言いましたが，同時に看護業務を行うにあたってのデメリットもあるようです。この制度利用している職員のなかには，「勤務が週3日しかないので，場合によっては4日ぐらい連続してお休みとなることがある。前回の勤務との期間が空いてしまうので，そのぶん勤務時の情報収集が通常よりも必要になる」と話す職員もいます。不安があるので，早めに病院に来て情報収集をすることでそうしたデメリットには対応しているので，完全にデメリットというわけではありませんが。

田巻　当院の勤務体制として，日勤は9：00から17：15の勤務となっています。そして当院の短時間正職員のほとんどがこの時間帯に勤務しています。今回のテーマである「多様な働き方」に即して考えてみると，たとえば10：00から14：00で週5日の勤務という希望があった場合には別の課題が出てきます。

当院の場合，日勤者から夜勤者に申し送りを

特集　働く環境，再考―魅力ある職場をめざして

するときには全職員が集まって情報交換をします。ご存じのとおり，自分が勤める際には病棟にどのような患者さんがいて，昨日の様子はどのようなものだったのかがわからなければケアはできません。もちろん看護記録で振り返ることはできますが，口頭でポイントを絞って，そのニュアンスを教えてもらえないと，どうしても不安は残ります。しかしその時間帯にいられないとなると，その職員のために別の申し送りの場を設けなければなりませんが，これは現実的にとても大変なことです。そうなると，そうした職員用の仕事を割り当てると言うような対応が必要になってきますが，今回話題にも出たように，そうした仕事が「責任をもてる」「やりがい」や「やる気」に結びつくようなものになるかというと，難しいかもしれません。今後，多様な勤務形態の推進を考える際には，このあたりが課題になってくると思います。

ニーズを正確にとらえる

編集部　ここまでは「多様な働き方」の1つとして貴院の「短時間正職員制度」についてお話いただきました。最後に，今回の特集の全体テーマである「働く環境，再考」に関連して，いかにして職員が働く環境の質の向上をはかっていくか，とくに職員間で発生する問題について焦点を絞ってお話いただければと思います

田巻　職員が病院を辞めてしまう理由の大きなものに，職員間の人間関係のトラブルがあることはよく知られています。新卒で入ってきて，この病院で育ってきて，これからもどんどんと成長するはずだった職員がそうしたトラブルで辞めてしまうのは，私は端的に言ってもったいないと考えています。

編集部　多くの病院で聞かれるのは，職員の世代間のギャップ―具体的には仕事に対する意識のズレから生まれる齟齬や軋轢のようなものです。

田巻　そうした問題があるのは理解できます。やはり介入の肝は，対話によって両者の間にある溝のようなものを埋めていくというところにあると思います。たとえば，若い世代の看護師がベテラン看護師を見て「あの人は全然働いていないように見える」という不満があった場合。一面的にはそう見えるかもしません。しかし，ベテラン看護師にはベテラン看護師としてのキャリアで培ったものがあります。それは仕事のスピードが若手よりも速かったり，より深く物事を考えて患者さんに対応しているなどのことです。そうしたことを踏まえて，不満の対象となっているベテラン看護師には「(若手看護師から不満に思われているような)こういうことがあるのだけど，どう思う？」と話をもちかけ，若手の看護師には「あなたにはそう見えるかもしれないけれど，あの人にはこういうよい面がある」という話をして，いわば視野を広げてあげる。

また，私たちが抱える不満は少なからず主観的なものです。そしてその不満の要因となっているのは，往々にして，別の次元にあるのだと思います。たとえば今回の話にも出てきましたが，自分の仕事が組織から正当に評価されていないというストレスから，「○○は仕事をしていない」という方向に不満が向かってしまうことなどです。だから管理者としては，そうした不満を取り巻く全体を把握して対処していく必要があります。

当院ではドロセア・E・オレムのセルフケア理論を精神科看護分野に応用しています。そして，これを職員に当てはめて考えることが有効であると思います。たとえば職員1人1人がさまざまなニードをもっています。患者さんをケアするときには，そうしたニードを正確につかめなければ有効なケアができないように，管理者は職員のニードを正しく把握しなければ，表面的な問題にのみ拘泥し，本来解決すべき問題があいまいになってしまいます。ニードを的確にとらえ，それを満足させていくことができれば，些細なことで問題となったりはしません。科長などはそのことをよく理解して病棟運営にあたっていると思います。

伊藤　そうですね。職員のもつニードを把握するように意識しています。そのためにはとにかく対話です。対話を重ねてニードをしっかりと表現してもらい，「本当に不満に思っていたことはこういうことなんだね」と承認を得ながら問題を評価していく。こうしたプロセスを経ないと，たとえば不満や苦情が出てきたときに，表面的にしかとらえられず，本来の問題解決とはまったくかけ離れた対応となってしまいます。結果，病棟が取り返しのつかないぐらいに混乱してしまうのです。

田巻　先ほど出たありそうな不満の例（「忙しいのに帰っちゃって，まったく！」）でいえば，「では，これだけこの制度に不満があるんだったら制度自体を廃止してしまおう」ということになりかねません。結果として，短時間なら働ける人がいなくなり，マンパワーが不足して，結局常勤職員も負担が増える，それでは本末転倒です。不満の多くは主観であり相対的な不公平感です。でもそういう不満があるのは認めつつ，視野を広げ違う方面から同じ物事を見ると，不満に思えることは，実は自分にプラスだった，ということも多いものです。

伊藤　どこからその不満（思い）が出てきているのか，それを辛抱強い対話を通じて明らかにして，本来のニーズに到達する。そのことで相手は「わかってもらえた」という感覚をもてますし，管理者としては解決すべき問題が明確になります。

田巻　「不満」という基本的にマイナスの状態を，それをニードという視点で適切にとらえ，解決すべき問題をはっきりさせ，対処することで事態をプラスに転じさせる。そういったことができれば，職員間で生じる問題にも冷静に対処できるでしょうね。これはまさに精神科看護ならではのマネジメントといえるのではないでしょうか。

〈終〉

特集 働く環境，再考―魅力ある職場をめざして

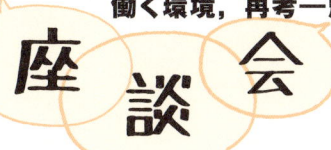

魅力ある職場づくりに向けて
要としての課長(師長) の役割

公益財団法人復康会沼津中央病院
看護部長(静岡県沼津市)
麻場英聖 あさば ひできよ

同 病棟看護課長
見津かおり みつ かおり

同 病棟看護課長
牛島一成 うしじま かずなり

なんであれ仕事はストレスフルなものです。精神科看護の世界も同様。しかし，そのなかでも個々の職員が「モチベーション」や「やりがい」を見出すためには，病院組織としてどのような環境づくりが必要なのでしょうか。今回の座談会では看護部長と病棟看護課長2名にご参加いただき，職員の「モチベーション」や「やりがい」をどのようにとらえ考えていくべきか，また病棟運営における管理と自由のバランスのあり方，「魅力ある職場づくり」のために必要な課長の役割―特にコミュニケーションの面で―について検討いただきました。

「モチベーション」や「やりがい」の多様さ

麻場 マネジメントには勤怠管理や労働基準法などの関係法規の遵守に関するものから職場の人間関係の調整まで，非常に範囲が広いものです。今回のテーマは職員が働くうえでの「モチベーション」や「やりがい」をもてる，活き活きとした職場をつくるための看護部長や課長（師長）の役割ということに焦点をあてて検討していきたいと思います。

「モチベーション」や「やりがい」という言葉はよく使われますが，その核となるものは，給与に関することであったり，仕事内容であったり，人間関係であったり，人それぞれです。私の場合について言えば，「モチベーション」や「やりがい」となっているのは「やりたい看護ができること」に尽きますし，当院ではそれが許される組織風土があると考えています。逆にいえば，そうした看護ができないという状況では，モチベーションは下がります（仕事を行っていくうえでは思い通りにいかないことのほうが多いわけですが）。

そこで，ヒト・モノ・カネなど，さまざまな制約がありながらも，組織から求められる機能をまっとうするために努力している課長たちは，職員の「モチベーション」や「やりがい」をどのように考えているか，まずは牛島病棟看護課長からお話いただけますか。

牛島 麻場看護部長がいま話されたように，何を「モチベーション」や「やりがい」とするのかは人それぞれです。また，その人のライフステージによっても異なります。そうした意味において，普段の業務や面接を通じて職員の仕事への意識を把握しようとは努めています。しか

座談会

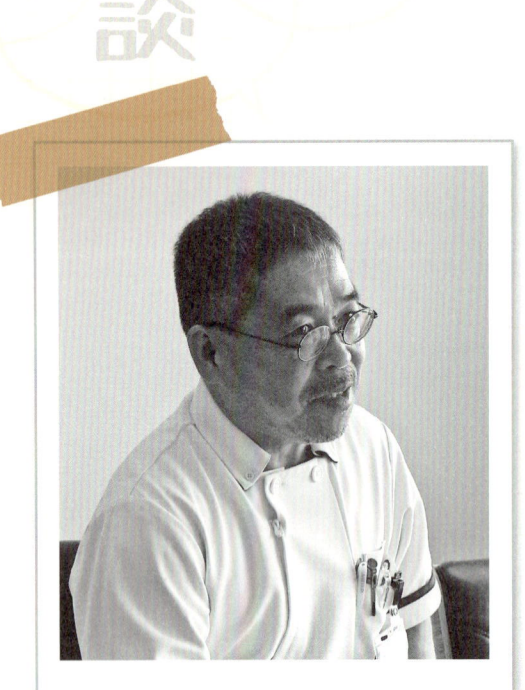
麻場英聖 看護部長

し「あなたの『モチベーション』や『やりがい』はなんですか」というように，職員の仕事への動機づけについて，ことさらに強調し過ぎてしまうと，たとえば「ただ生活のために働いている」という職員にとっては大きなプレッシャーになってしまい，逆に離職に結びついてしまったり，病棟の雰囲気にも影響してしまうと考えています。

見津 最初に看護部長が話されたように，当院の場合，何か取り組みたいことがあれば，それを行うことが許される組織風土—個が大切にされる組織風土があります。ですから，自ずと「これがやってみたい」という意見が職員からも出やすいという印象があります。ただ，牛島病棟看護課長の言うように，個々の職員のもつ「モチベーション」や「やりがい」の内容は多様であり，その人のライフステージに影響されるのだと思います。

編集部 「モチベーション」や「やりがい」が，必ずしも，いわゆる向上心や向学心と結びついたものである必要はなく，もっと言えば「現状維持」という「モチベーション」も十分あり得るということでしょうか。

見津 当院では，「モチベーション」や「やりがい」を明確にするものとして，個人管理目標シートがあります。これは職員が1年間の目標を掲げるものです。そこに組織が示す看護の目標を自分の業務に則して具体的に掲げる人もいますし，「健康第一」を目標とするなど，さまざまです。「健康第一」でも，それはそれで大切なことです。精神科看護の場合，自分の心と体にゆとりがなければ，相手に対する対応もゆとりのないものになってしまいます。そうした意味で「モチベーション」や「やりがい」は多様である，という点は押さえておいたほうがいいと思います。

牛島 自分のことを考えてみても，若手のころには，必ずしも「こんな看護がしたい。いろいろな取り組みがしたい」と思って仕事をしていたわけではありません（私だけかもしれませんが）。ただそうは言っても，なんらかの役割を与えられることが刺激になってきたのは事実です。ですから，現状よりも一歩上をめざしてもらうために，「役割を与える」という刺激を，その職員の性格や伸びしろ，また適切な時機を見て行っていく必要があるのだろうと思っています。また，役割を与えるだけではなくて，その後の反応を見極めて評価することもまた，大事なことです。

見津 そうですね。「役割が人を育てる」ということはよく言われることですが，大切なのは，役割を与えたその後の結果—どのような気

特集　働く環境，再考―魅力ある職場をめざして

持ちの変化や実感を得たのかなど―をフォローすることです。たとえばチームで取り組んでいるある企画に参加しつづけられたら，そのことを肯定的にフィードバックする，というようなことです。そのことで，その職員に「自分にもできるんだ」という自信が生まれるのだと思います。そうした自信が1年で出てくるのか，あるいは2，3年待たねばならないのかは未知数です。いずれにしても組織にとしてはそれを辛抱強く待つ必要があります。

麻場　職員の「モチベーション」や「やりがい」を，ある意味で「マネジメント」する者として，職員に役割を与え，その変化をフォローしていくという話が出ました。ではその後の職員の変化を適切に評価していく方法について，気をつけている点があれば教えてください。

見津　課長単独だけの視点や観察だけで評価しないことだと思います。もちろん本人から意見を聞きながら，その職員の同僚や先輩・後輩からみたその職員の変化も情報として聞き入れて判断する必要があります。

牛島　どうしても，自分の視点だけでは判断が偏ることがありますからね。

見津　そう。そうした職員の評価に限らず，病棟運営を行ううえでは，職員たちとの地道なコミュニケーションが大切となってきます。

管理か自由か
―信頼という基礎

麻場　いまの時代の精神科医療は，さまざまな職種の職員が力を合わせて組織目標の実現に向かって進んでいく必要があります。そのためには個々人が自由に自分の意見を表現しあえる

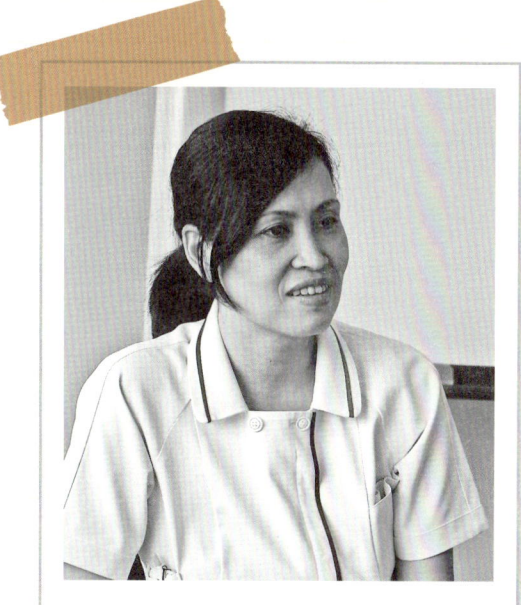

見津かおり　病棟看護課長

ことが大事。これは間違いないのですが，多様な意見を集約して1つの方向性を示すというのは，現実的には非常に難しい面があります。かといって，そうした発言の自由を制約・コントロールしようとすれば，最初に言った「職員が力を合わせて組織目標の実現に向かって進んでいく」ことが難しくなります。このあたりはどうお考えですか。

牛島　私はコントロールしようとは思いませんね。ある意味で放任的ともいえるかもしれません。しかし根本には職員たちに対する信頼があるので，多様な意見がでてくることで集約し切れないために，個々の職員が別々の方向を向き，結果的にチームがばらばらになってしまう，というようには考えてはいません。それに間違った制約を課してしまうと，いずれ歪みが出てきます。私はのびのびとやれる環境が保障されているチームは，自ずと適切な方向性にま

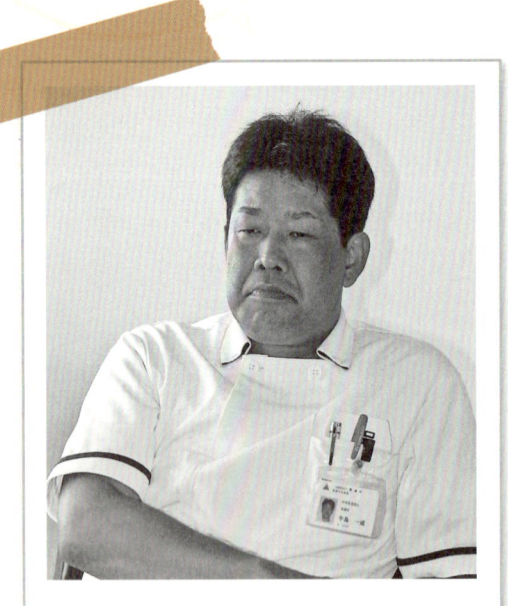

牛島一成病棟看護課長

とまっていく，つまり恒常性があると思っています。

見津 私も職員に対する信頼を重視しているので，できれば管理的には振る舞いたくはないと思っています。もちろんチームが向かう方向性が，客観的に見て完全に誤っているものであれば，軌道修正のための介入は行いますが。

麻場 職員に対する基本的な信頼がベースにあるため，可能な限り管理的にならずのびのびと仕事をしてもらうことができるというわけですね。看護部長として付け加えさせてもらうと，それぞれの病棟で職員がのびのびと仕事をしていても，決して看護が「なあなあ」になったりおざなりになったりしていないのは，個々の職員には多様な意見や仕事に対する考え方があるにしても，根底には「患者さんの不利益になるようなことはしない」という共通理念があり，それがしっかりと浸透しているからだと考

えています。

負の感情を表現し共有できる環境

編集部 組織風土や伝統に関して，お話しをうかがっていると，とても風通しがいい職場だとお見受けします。またそうした病院の雰囲気のなかでは，組織風土にそぐわない職員は自然と病院を離れていくような，いわば自浄作用のようなものが働くのだろうと思います。ただ決してそうした雰囲気をもたない病院も現実には存在します。モノが言えない雰囲気が固着してしまって，あるいは患者さんの不利益につながるようなことが起きつつあっても，誰もそれに対して指摘しない，指摘できない，というような雰囲気です。

麻場 そのような雰囲気や状況は，組織や個人が目標を失っている場合に発生しやすいのだと思います。

編集部 「目標を失っている」状況とは，精神科の臨床に照らし合わせると，ケアしている患者さんの展望の見えなさと関連するように思います。たとえば，急性期の場合は毎日入退院があったりするなど，まがりなりにも日々やるべきことが明確です。しかし慢性期に代表されるような病棟だと，病棟の空気に変化が生じるということは少ないように思います。ましてや退院のめどが立たず，患者さんの身体機能は落ちていくばかりという状況では，目標・展望をもつのもなかなか難しい。これは直接的にモチベーションに関連してくるのではないかと思います。

麻場 たしかに，展望も目標ももてず，しかも職員間のコミュニケーションに齟齬があっ

特集　働く環境，再考—魅力ある職場をめざして

た場合，フラストレーションは溜まるでしょうね。そのフラストレーションが場合によっては患者さんに向かってしまうということも可能性としては考えられます。

　牛島　たしかにそれはあり得ますが，慢性期だからといって必ずしも目標や展望が見い出せないかと言えば，それは違うと思います。

　見津　「（病棟に変化がなくて）つまらない・展望がもてない」という気持ちそれ自体を表現することができないので，事態はより悪くなっていくのだと私は思います。「つまらない」というネガティブな感情も，誰かに話せることでだいぶ楽になります。「溜まったストレスや悩みを人に話し共有することで楽になる」というのは，ごく一般的に言われていることですが，事実，大切なことです。

　麻場　逆に言えば，そうした感情を表現することができなくなったときが危険であるということは言えると思います。また「嫌だな」と思うことをきちんと「嫌だ」と表現することで意識の共有が果たせ，新たなコミュニケーションが生まれることもあります。そして，そうしたコミュニケーションが生まれるようにはかっていくことも，課長の役割の1つですね。

　見津　そうですね。慢性期病棟でも「なかなか退院できないね。物事が進んでいかないね。どうしましょうか」という話を，患者さんとも，看護師同士でも，主治医に対しても話ができる環境があるというのは，そこで働く職員にとってはかなり気持ちの面で助けられますし，一見ネガティブな会話のように思えても，職員間で気持ちの共有ができ，今後の新たなかかわりを展開していくうえでのきっかけになっていると思います。

　牛島　プライマリーだからその職員だけが悩むのではなくて，チームみんなで悩み，その悩みを共有することの意味は大きいですね。

「楽しさ」を見出し共有していく

　見津　私はこの6月に急性期病棟から療養病棟に異動しました。そこの職員が，洗面や食事の介助，ちょっとした声かけなど，その日のケアを楽しんで行っているのを見ています。毎日看ている患者さんで，その間の変化は決して大きいものではありません。しかし，そのことで不全感をもっているそぶりを職員は見せません。もちろん，職員によってはさまざまに思うことはあるのだろうと思いますが，実に楽しそうにケアしているのです。

　麻場　それは健全ですよね。

　見津　この「楽しそう」というのはなんだろうかと考えることがあります。それはおそらく，職員がみんな患者さん―個人としての患者さんに興味がある（関心を抱いている）からこそ，「楽しそうに」看護ができているのだと思います。

　麻場　「楽しく看護ができている」ということを職員にフィードバックして，そのことをみんなで共有できるようにしていくことも，課長としての役割なのでしょうね。

　見津　たしかに急性期病棟で勤務していたときにも，そうしたことを心がけていたように思います。入院対応に現場が追われているときでも，私には職員たちの充実感のようものが読みとれるので，「みんな忙しそうにしているけど，なぜか表情が活き活きしているね！　楽しそうだよ！」と声かけをしていました。そうす

ると職員はみんな「そうですかぁ？」と言いつつ，笑顔になります。この声かけが課長として大事なものだと思っています。

忙しい状況に同調してしまって「忙しいね」「つらいね」というだけでは，ネガティブな感覚しか残りません。心理学的観点から見ても最後に告げた言葉は相手にそのまま残るのです。ですから「忙しいけど，みんな楽しそうだよ！」と伝え，職員がそのポジティブな感覚を共有できるような声かけをしていきます。実際に私から見て「楽しそう」と思えるからこそ，心からそう言えるわけですが，課長としての私の役割の1つとして，職員に対するそういったコミュニケーションのとり方があるのだと思います。

牛島 同じ管理者として，そのニュアンスはわかります。現実として，マンパワーも決して充実してはいないし，現場は忙しいものです。しかしそれは言葉にしない。職員の「つらい」「たいへんだ」という思いに同調したりしないようにしています。それを言ってしまうと全体のモチベーションにかかわりますから，課長としては職員の忙しさを理解しつつ，常に（楽しみを見い出す）余裕をもっていたいと思っています。「私たちは大変なのに，なんで課長はへらへらして！」と言う人もいるかもしれませんが，楽しさを見い出すことは決して不謹慎なことではありません。楽しく仕事ができる人が，結果的には仕事を続けられるのだと思います。それに病棟では口にしなくても，麻場看護部長には「人が少なくて仕事が大変ですよ！」ということは素直に言います（笑）。

受け継がれてきたものが組織風土をつくる

見津 いま思い出しましたが，「日々の臨床から看護の楽しさを見い出すこと，そしてそれを共有しようとすること」は私が牛島病棟看護課長の下で働いていたときに学んだものです。

牛島 そうした姿勢は既存の教育システムのなかに組み込まれているわけではないので，なかなか教えることができないのですが，私が「人が好き。患者さんが好き。看護が楽しい」と心から考えていることが，きちんと伝わっていたのだなと思います。

見津 牛島病棟看護課長はよく「この患者さんこんな幻聴があるみたいだよ，すごいね。面白いね」「こんな風に看護をしたら面白いんじゃないか？　ちょっとやってみなよ」「この患者さん，こんなこともできるんだよ。すごいね！」というように，看護実践から見い出された楽しさを私と共有しようとしてくれていました。

牛島 ただの不謹慎な人のようにも聞こえるけど。

見津 では誤解のないように説明しておくと，「ただ楽しんでいる」だけではないのです。その「楽しむ」ということを通じて，普段は隠されている患者さんの本当の思いやつらさをつかみとっていたと思います。要するに「楽しむ」ことを通して患者さん（と職員）とのコミュニケーションを成立させ，今後どういった看護を展開していくかという道筋を立てていたのだと思います。決して患者さんを取り残して，「楽しんでいる」わけではなかったですね。

私がいまも同じように看護に「楽しみ」を見い出しながら，そのことを患者さんや職員と積

特集　働く環境，再考―魅力ある職場をめざして

極的に共有したりするのは，牛島病棟看護課長の姿勢を意識的・無意識的に受け継いできたからだと思います。それは牛島病棟看護課長がお話したとおり，座学のような「教育」で学べることではないですよね。

牛島　そのようにして受け継がれていったものが，その組織の風土をつくっているのでしょう。

麻場　そうですね。組織の風土は一朝一夕にできるものではありません。長年培ってきたものが脈々と受け継がれることで，やがて組織風土となるということがあらためて理解できました。

今回の座談会で重要だと感じたのは，看護業務を行うなかで起こるネガティブな感情や，看護業務のなかから見い出された「楽しさ」が言葉として表現され，それが職員同士であったり，職員と患者さんとの間で共有されることの大切さと，そのことを実現させるために課長たちが明に暗に行っているさまざまなコミュニケーションです。そのことが「魅力ある職場づくり」のための課長の役割の1つであることがわかりました。

社会も，またそのなかにある精神科病院も管理的な傾向が強まっている昨今においては，こうした課長たちのあり方は，他の病院でも参考にしていただけるのではないかと思います。

見津　安心しました？

麻場　安心しましたね。

〈終〉

みんなで本気で取り組む職場環境の向上

琵琶湖病院の実践

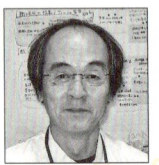

医療法人明和会琵琶湖病院
看護部部長（滋賀県大津市）
寺井 元 てらい はじめ

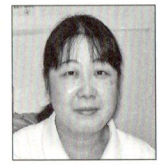

同 看護部次長
秋岡美紀 あきおか みき

はじめに

　当院は比叡山の山麓に位置する病院であり，眼下には琵琶湖が広がるのどかな病院である。近くには日吉大社や天台宗の寺院が多くあり，石積みの町としても有名な歴史のある地域である。当院の病床数は276床で，精神科急性期治療病棟，精神科一般病棟，認知症治療病棟，内科療養病棟が各1病棟，精神療養病棟が2病棟ある。その他に認知症のデイケアやサテライトクリニック，訪問看護ステーションを運営している。

直面した問題に対して

　さて，魅力ある職場とはどのような職場なのであろうか。筆者（寺井）にとってそれは，主体性をもって活き活きと働ける職場，朝起きて出勤することが苦にならない職場，問題が生じたときそれを放置せず自分自身の問題としてとらえ解決しようとする職場，ハラスメントのない職場，そして楽しく働けてその楽しさを患者さんに還元できる職場である。

　2012年10月1日に筆者が看護部部長に就任した当時，当院の看護部は以下の問題を抱えていた。人員不足，人員不足に関連した現場の疲労感，中堅看護師の退職とそれに伴うチームの不

特集　働く環境，再考―魅力ある職場をめざして

安，看護チーム内での対人関係トラブルなど。これらの問題が互いに絡みあい悪循環に陥っていた。就任早々，複数の問題をどうやって解決していくのかという課題に直面した。

「すごい会議」の導入

1)「ルールとフォーカスを絶対的に尊重する」こと

そこで診療部長の主導のもと「すごい会議」[1]の導入が決まった。

「すごい会議」とは，問題をシステマティックに解決するための一連の手順である。それは現状分析・目標設定・役割の明確化・計画の実行の4つの部分からなっている。その核心部分は，目標の共有・問題解決の型・実行するためのルール・進捗の確認による揮発防止である。

「すごい会議」の実施では「ルールとフォーカスを絶対的に尊重する」ことがもっとも重視される。会議での意見発表はポストイットに書くことが基本である。そのメリットは全員が意見を短時間のうちに発表できることにある。問題が生じれば「問題解決の型」という手順に従う。「問題解決の型」とは，問題を「どのようにすれば○○だろうか」という疑問文に変換して解決する方法である。

たとえば，「患者さんからの苦情が増えている」という問題を「どのようにすれば患者さんからの苦情がゼロになるのだろうか」という疑問文に変えて考えてみる。そうすると具体的な解決策が浮かんでくる。この会議の画期的なところは「誰にも言えない問題・言ってはいけない問題」「看護部のひどい真実」「自分自身のひどい真実」をすべて俎上にあげなければならないことである。それまでのタブーを白日のもとにさらけ出す過程が必要となった。この過程の実行には躊躇した。

パンドラの箱を開けて本当に問題が解決するのであろうか。よけいに混乱するのではないかと心配した。しかし，その部分にこそ問題の本質が潜んでいた。結果的には，タブーをさらけだしたことにより会議のメンバーの覚悟が定まり，本気度が増した。

2) 看護目標＝「戦略的フォーカス」の設定

こうして，2回の「すごい会議」を行った。2回とも9時から23時までの連続14時間の会議になり，ポストイットへの大量記入のため手は腱鞘炎寸前になり，脳は常に低血糖状態であった。会議のメンバーはファシリテーターの診療部長，全病棟師長，デイケア所長，看護部部長，副看護部長の10名で，全員がこのような過酷な会議は初めてであった。この2回の会議で看護部目標（「すごい会議」では「戦略的フォーカス」と表現する）実行のための役割分担，担当者，計画が決まった。

第1期戦略的フォーカスは『2013年7月1日までに私たちは，患者さんの80％以上から「良い病院」と評価され，かつ看護部において対人関係を理由とする離職者をゼロ，職員数・純増5人以上を達成することにより，働きやすく，かつプロフェッショナルな近畿一の精神科病院看護部となる』という長い目標となった。これは「すごい会議」の手順に忠実に従ったためである。なお，「近畿一」は「すごい会議」のフォーマットによるものなので，景気づけの修飾語とご理解いただきたい。

表1 フィッシュの4原則

i	態度を選ぶ（仕事そのものは選べなくても，どんなふうに仕事をするかは自分で選べる）
ii	仕事を楽しむ（遊び心を取り入れる）
iii	人を喜ばせる（自分の求めているものではなく相手が求めているものを考える）
iv	相手に注目する（しっかりと向きあう）

第1期戦略的フォーカスを達成するためのさまざまな方策

1）6つの目標達成

　第1期戦略的フォーカスを達成するための役割分担と担当者はトップダウンで決定した。メンバーは自薦，他薦，スカウトにより定めた。役割分担は二転三転した結果，フィッシュ・業務改善・教育・人材確保・宣伝・計画管理の6つとした。目標を達成するために考えつく限りの要素を出し，それをグルーピングし，漏れとダブりを最小にすると，上記の6つの分け方に落ち着いた。

　フィッシュ部門はフィッシュの理念を実践するために設けた部門で，患者さんのための業務改善・対人関係・教育（職業倫理・接遇・主体性）という3つの要素を集約したものである。問題を解決するための大きな要素は対人関係（対職員，対患者さん）であるとの結論に至り，フィッシュ哲学[2]の導入を決めた。

2）「小さな『箱』」

　対人関係に関する問題を解決するために『自分の小さな「箱」から脱出する方法』[3]の考えも取り入れた。「箱」とは自分を守るために自己を過剰に正当化し，他者を一方的に非難し，現実を見る目がゆがめられている状態のことを表している。

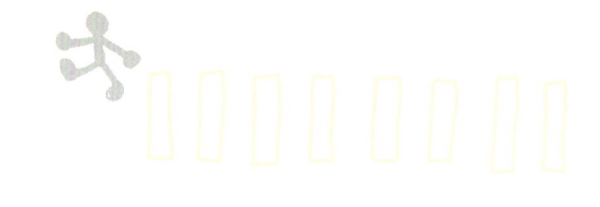

　「箱」に入ると，互いに欠点を見つけて喜び，互いの成功をねたむ，積極性の欠如，協力関係のごたごた，信頼感の欠如などの状態に陥る。互いに相手を認めないため，まともなコミュニケーションは行えない。「すごい会議」の導入と同時期，看護部の管理者全員が「箱」の本を読み，その後に回覧した。本を読んだ多くの者が自分こそ「箱」に入っているのではと危機感を覚えた。「箱」から出るためには，自分はいま「箱」に入っていないだろうかと疑い，「箱」に入っていると自覚したときには「箱」から出たいとみずから強く思うこと，と本にある。つまり，自分の「箱」が意識できた時点で「箱」から出ているのである。

　対人関係がまずくなりそうになると，「あなた，箱に入っていませんか」と互いに言いあう場面が増えた。不思議なことに「箱」という言葉を使うと互いに自分自身を検証する作業に入り，自分が「箱」に入っていると自覚した場合，その後のコミュニケーションは格段によくなった。後日，「フィッシュ」の4原則（表1）である「相手に注目する」・「人を喜ばせる」・「態度を選ぶ」と「箱」の概念が似ていることに気づき，納得した。対人関係の問題を解決するための糸口が見えた。

3）看護部職員への説明

　上記の新たな考えや手法を取り入れた看護部の取り組みが，2012年10月から始まった。トップダウンで始めた取り組みは一部の職員の困惑・混乱を招き，時には否定的な発言も聞かれた。これに対しては病棟管理職による説明の他に，看護部全職員を対象にした「対話と説明の会」を3回行い，意見の発散と収束を行った。

特集　働く環境，再考―魅力ある職場をめざして

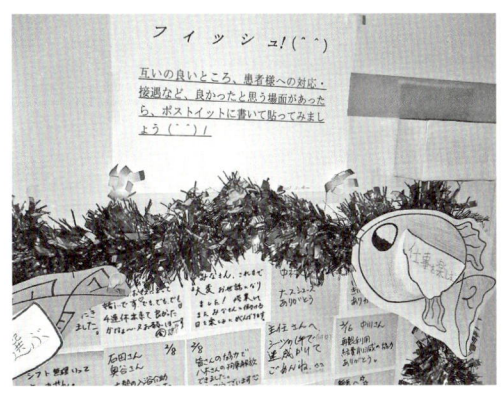
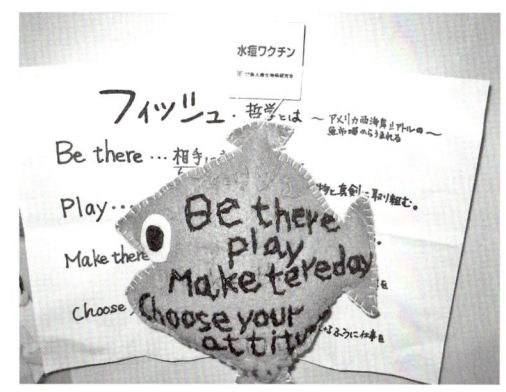
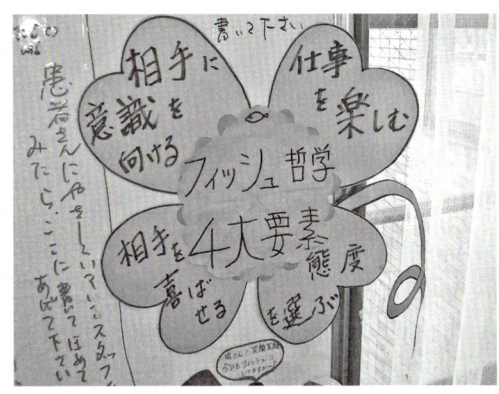
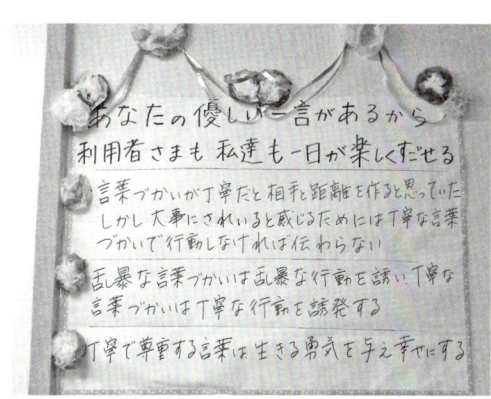

図1～4　フィッシュ理念は徐々に浸透していった

同時にフィッシュ理念にもとづいた活動を始め，看護管理部からは「なぜこのような取り組みをしているのか」についての複数回の発信を行った。また，職員個々の質問に答える仕組みとして，看護管理部による「問題解決外来」を定期的に開催した。

次に看護部の取組みの基底をなすフィッシュ理念の実践について述べる。

当院におけるフィッシュ理念の実践（秋岡）

1) フィッシュ理念の浸透のために

フィッシュ理念浸透のために，まず各師長層から学習し実践を行った。みずから実践し，実感できていなければ他の職員に勧めていくことはできず，浸透させることもできない。本を読み，見よう見まねでメッセージカードを送りあったり，声をかけあったり，師長の親睦会を行ったりもした。

大体の要領がつかめてきたところで，いよいよトップダウンの取り組みを始めることにした。「看護部フィッシュ部門」という部署をつくりフィッシュ理念とは何かを宣伝し，病院に本も購入してもらい，看護部職員全員で回覧した。

理念の4原則を理解してもらうためにポス

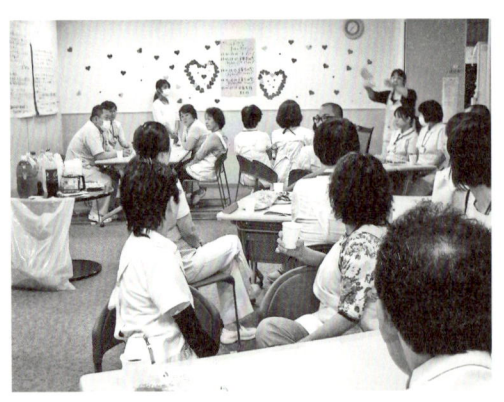
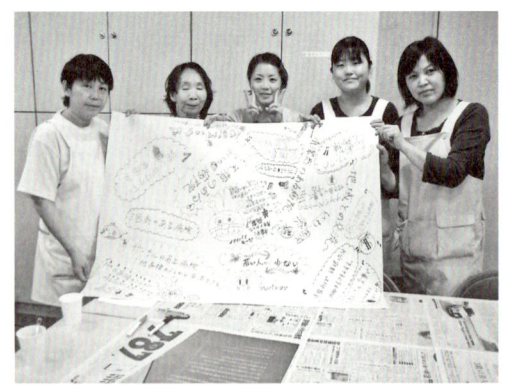

図5, 6　ワールドカフェの様子

ターを貼り出し，まず師長層から職員に向けて実践した。また各部署にフィッシュボードという感謝を伝えあうボードを作成した(図1〜4)。

「いまさら何を」という声もあったが，どんなものかを実感してもらうために半年をかけ，地道に取り組みを続けた。

だが，実際に取り組みを浸透させようと考えると，トップダウンの押しつけだけではうまくいかない。本当に浸透させようと考えるならば，ボトムアップ的な取り組みがなされなければ意味がない。そこで半年後，今度はボトムアップの取り組みを推し進めるため，各部署に病棟フィッシュ部門をつくった。これは実感したことを各部署に浸透させるためである。各部署での取り組みはフィッシュ理念の4原則にもとづいて自分たちで何をするかを決めてもらった。取り組みの内容はさまざまで，あいさつ運動に取り組んだり，感謝を伝えあったり，患者さんへのケアの充実・接遇改善などであった。また各部署での取り組みを報告し，情報共有を行い，相談もできる場として月に1回フィッシュ部門担当者の会議を設定した。

この会議も好評で，やはり職員は相互交流の場や情報の共有を求めていることが理解できた。会議に出席した職員は各部署に情報をもち帰り，各部署での取り組みを浸透させてくれた。

情報共有がうまく軌道に乗りはじめ，この取り組みを始めてから各部署での勉強会に相互参加することも増えた。部署が違うとケアも違い，学習できることが大きく異なる場合がある。お互いがお互いを理解し，思いやり，声をかけあい，ともに学習する。まさしくフィッシュ理念である。

2) ワールドカフェの導入

またそれと同時進行で，トップダウンの取り組みとして毎月1回ワールドカフェと短縮版であるミニワールドカフェを合計5回実施した(図5, 6)。フィッシュ担当者だけでなく，職員全体で交流をはかる目的であった。普段の研修会とは違い堅苦しさは抜きにして，コーヒーや茶菓子を用意し，みんなで1つのテーマについて話した。手探りで始めた取り組みだが，参加者からは好評であった。いろいろな意見や思いはあるだろうが発散する場がないと人は消極的

になり，不満は溜まる。参加者の反応を見て，私たちはそういう体験や，積極的に発言することをいつしかどこかに置き忘れてきたのかもしれないと感じた。

表2　職場風土尺度得点

	職場風土尺度得点 （平均±標準偏差）	検定結果 （有意確率）
2013年10月	27.2±6.5	P=0.322
2014年5月	26.4±6.3	

職場環境改善の取り組みは続く

1) 第1期戦略的フォーカス，達成される

このような取り組みの結果，第1期戦略的フォーカスは3か月前倒しした2013年4月1日に達成できた。2012年10月より看護部職員数は6名増加し，対人関係を理由とする退職もなかった。治療満足度に関するアンケート調査では，回答者162名の84.9%から当院におけるサービス全般が「とても良い」または「良い」と評価された。「患者満足度」についての詳細なデータは紙面の都合により掲載できないため，当院ホームページ（http://www.biwako.or.jp）にある「治療満足度調査報告書」をご参照いただきたい。

2) 第2期戦略的フォーカスの策定

第2期戦略的フォーカス（目標）は『2013年10月15日までに私たちは問題解決の方法とフィッシュの理念を各部署に浸透させ，職員から2013年5月に比べて職場風土がよくなったと評価されることにより近畿一楽しく働ける琵琶湖病院看護部となる』と「すごい会議」で決定した。それはこれまでの取り組みのなかで生じた問題の核心が職場風土にあると判断したためである。働きやすい職場にして職員間の人間関係の摩擦を減らし，職員どうしのゴタゴタに費やしていた無駄なエネルギーを患者さんのケアに向けようと考えた。

第2期戦略的フォーカスからは各病棟でも「すごい会議」を行い，病棟ごとに戦略的フォーカス（病棟目標）を立案し，問題を現場レベルで解決することにした。病棟単位で「すごい会議」を行い職員全員で目標を立案することは，問題をみずからのものとしてとらえる下地になった。目標を達成するために全職員がなんらかの役割を担う仕組みは，一部の反発はあったものの，問題解決を他人任せにしない姿勢を生んだ。

取り組みの主体がトップダウンからボトムアップに移ると，「変わる」循環がゆっくりと動きはじめ，加速していった。こうして第2期戦略的フォーカス（目標）も2013年10月15日に達成した。

その後2014年5月まで，同じ目標での取り組みを続けることにした。新しい取り組みが職員間に浸透しはじめ，同じ枠組みでの継続が組織風土を変えるためには効果的と判断したためである。その結果，職場風土を肯定的にとらえる職員の割合は67.2%（2013年5月），72.4%（2013年10月），76.6%（2014年5月）と着実に増加していった。この評価は職場風土アンケートにより行った。

アンケートは，フォーカス設定前の2013年10月と期限の2014年5月に行い，対象者である看護部全職員のうち回答いただいた前期113名，後期137名分を解析した。解析には対応のない

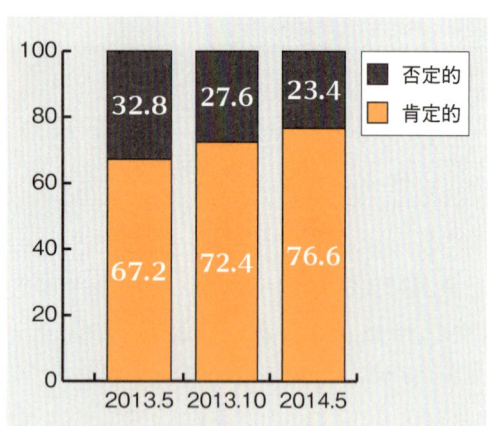

図7 各職員による職場風土の肯定的／否定的評価の割合の推移

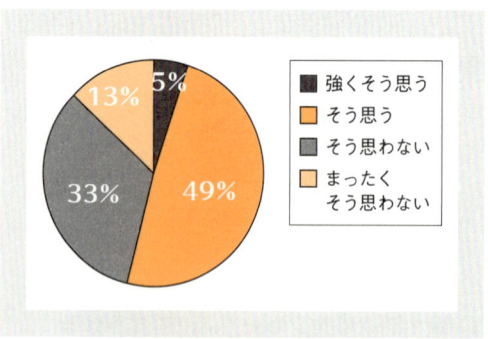

図8 「この1年の取り組みによって，あなたの部署（病棟・デイケア）は良くなったと思いますか？」

T検定を用いた（表2）。職場風土尺度得点は，低いほど良い風土であると考えられる。検定の結果は，前後の数字に差がある可能性が67.8％であった。この結果からは，統計学上有意ではないものの，職場風土に改善傾向があることが示唆された。職場風土の評価総得点の中間値である30点以上の群を否定的評価群，30点未満の群を肯定的評価群と定義すると，図7のように取り組みを通して肯定的な評価が着実に増加している。また，取り組みに関するアンケート項目のうち，「この1年の取り組みによって，あなたの部署（病棟・デイケア）は良くなったと思いますか？」という項目の結果を図8に示す（なお，このアンケートは常勤職員を対象に実施した）。結果は，54％の職員がこの1年の取り組みによって，所属する部署（病棟・デイケア）がよくなったと考えていることを示している。

これらの結果を踏まえ，去る5月17日に開かれた看護部「すごい会議」にて協議した結果，今回のフォーカスは達成されたと判定した。

また，アンケート結果から積極的な職場風土を形成した5つの要素が判明した。1位，部署での問題解決方法がしっかりある。2位，回答者のストレス対処能力の高さ。3位，師長・主任のリーダーシップへの評価。4位，当院での勤務年数が長いこと。5位，自分の意見が反映される仕組みがある，の5つである。問題解決の仕組みを整え，職員の意見が反映される職場づくりをめざしていけば職場風土が改善することがわかり，取り組みの方向性を再確認できた。

1年半にわたる取り組みは職場風土の改善以外の成果も多くもたらしてくれた。当初大きな問題であった人材不足は「人材確保」部門の活動により解消できた。「ナース再就職応援説明会」と名づけた説明会は好評で，5名の常勤看護師が新たに就職した。また「草の根大作戦」は期間限定でインセンティブが発生する知人紹介強化キャンペーンであり，3名の常勤看護師と3名のパート看護師が就職した。また，ホームページを一新し，看護部の新しい取り組みを掲載した後には，ホームページ経由で4名の常勤看護師と4名のパート看護師が就職した。こ

の間，ハローワーク経由での就職はほとんどなかった。

「教育」部門では新たにeラーニングシステムを作成した。当院の院内研修会をビデオに撮影し，編集後DVD化と院内サーバーへの登録を行い，時間を問わずに視聴できる仕組みをつくった。

「業務改善」部門はこの成果を，今年の第39回日本精神科看護学術集会にて一挙9題発表した。抄録は当院のホームページをご参照いただきたい。

おわりに

働きやすい職場をつくるために新しい取り組みを1年半続けてきた。一部の職員の拒否・抵抗・不信もあったが，前に動き続けたことにより得たことも多かった。物事は変えられるのだという確かな実感，問題の本質に迫る勇気，問題を放置しない覚悟などを得た。

いま看護部では新しい目標を立案中である。職場風土改善の取り組みはまだまだ必要であるが，次は患者さん中心の視点に軸足を置いた取り組みを始めようと決意している。掲げておくだけの看護目標にはもう戻れないと「すごい会議」のメンバー全員が思っている。

〈引用・参考文献〉
1）大橋禅太郎，雨宮幸弘：秘伝すごい会議．大和書房，2007．
2）東京慈恵会医科大学附属病院看護部編：フィッシュ！の導入と実践ガイド．日本看護協会出版会，2012．
3）アービンジャー・インスティチュート著，金森重樹監修，富永星訳：自分の小さな「箱」から脱出する方法．大和書房，2006．

基調講演

第39回日本精神科看護学術集会　基調講演

精神科看護のスキルとしての チームマネジメント

大塚恒子
おおつか つねこ
一般財団法人仁明会精神衛生研究所
副所長（兵庫県西宮市）

マネジメントとは何か

　看護管理というと「面白くない」「苦手だ」と敬遠される方が少なくないと思います。また，管理者に就く一部の者だけが担うと認識されているかもしれません。しかしマネジメントとは，良質な看護サービスをより円滑に提供するための仕組みやその運営活動であり，看護実践のあるところのすべてに必要とされる概念です。したがって，理解力や判断力が低下している患者らを対象とする精神科看護では，すべての看護職がマネジメント力をもたないとケア提供はできません。そのためには，マネジメントの知識や，マネジメント能力を向上させる手法を知ることが必要です。そこで，新人・一人前・中堅・達人レベルというそれぞれのキャリアによってどのようなマネジメントが活用されているのか，また精神科看護に必要なマネジメントは何かを考えたいと思います。次に，チームリーダー，主任，師長，看護部長という看護管理者のケアマネジメントも重要となります。管理者によって「病院が変わる」といわれますが，管理者に必要なマネジメントについても考えたいと思います。

マネジメントの構造

　図1は看護管理についての概念構成です。管理（マネジメント）にはさまざまな側面があります。図でいえば，中心にケアを提供するための患者—看護師間におけるケアマネジメントがあります。そしてそれを取り囲む組織，つまり病院，看護部，病棟，チームです。組織とは何かを知り，組織に所属する個人・集団の特徴を踏まえたマネジメントによって，モチベーションや凝集性が高まり強い組織をつくります。さらにその外に「環境」や「政策」があります。ここで「環境」「政策」は精神科医療でいえば，精神保健福祉法や診療報酬などの関係法規にあたりますし，精神科医療の動向や保助看法も関与します。そして，どの側面でもリーダーシップが不可欠です。

看護業務における組織と個人の関係

　精神科看護を行っていくうえでは，すべての看護職がマネジメントの視点をもつ必要があると述べました。では，どのようにそうした視点をもつか。まず，組織の中での自分の任務を理解・自覚し，さらにそれを深めていくこと

基調講演 精神科看護のスキルとしてのチームマネジメント

です。あたりまえのことですが、組織の中での自分の任務を理解・自覚することによって、専門職者としての任務が自覚でき、自己のモラルが確立し、自分を規制（コントロール）できるようになります。こうして初めて、医療組織内部でのあるべきコミュニケーションが成立したり、医療全体の倫理の確立につながるのだと思います。

　6月といえば、新人が入職して2か月が過ぎた時期で、プリセプターがさまざまなことを教えていますが、まだまだ自律はできかねると思います。それは知識や技術の習得が未熟なだけでなく、組織の中で自分がどう行動すればよいのかがわからないためです。これは新人ばかりではありません。経験を積んだ方でも、1日の業務はなんとかこなせるけれど、自分が組織の中でどう行動すればよいかわからないために、役割をもつことができない方もいます。

状況を構造的に把握する能力

　精神科では他診療科と比べて、認知機能が低く自己決定をしていくことが苦手な患者らを対象とします。私たちは患者と対面する瞬間に、患者の病状を含めた患者自身と、患者を取り巻く家族関係などを把握し、問題点をアセスメントしています。それには、1人1人の看護職を取り巻く状況の構造的把握能力が必要となります。

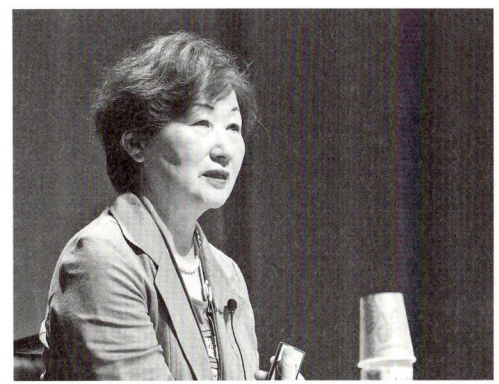

写真　講師の大塚恒子さん

問題把握能力とは何か

　くり返しになりますが、所属する部署やチーム全体の組織の中での自分の任務を理解して位置を把握することによって、組織の構造的・機能的理解ができたことになり、それができたからこそ具体的で現実的な問題意識をもつことができるのです。問題とは期待と現実の差であり、解決する課題を意識したときに問題点としてとらえることができるのです。

　たとえば、満員の電車の席で足を広げ、携帯電話で大声で話をしている人がいるとします。「これは問題だ」と誰しもが思います。しかし「問題だ」と思うだけで、みずからそこに解決すべき課題を見い出すということをしなければ、それはあくまで「問題的な現状がある」というところに留まるのです。課題を明確にしてそれを乗り越えるためにチャレンジするのと、問題的な現状に留まることはまったく違うと思います。

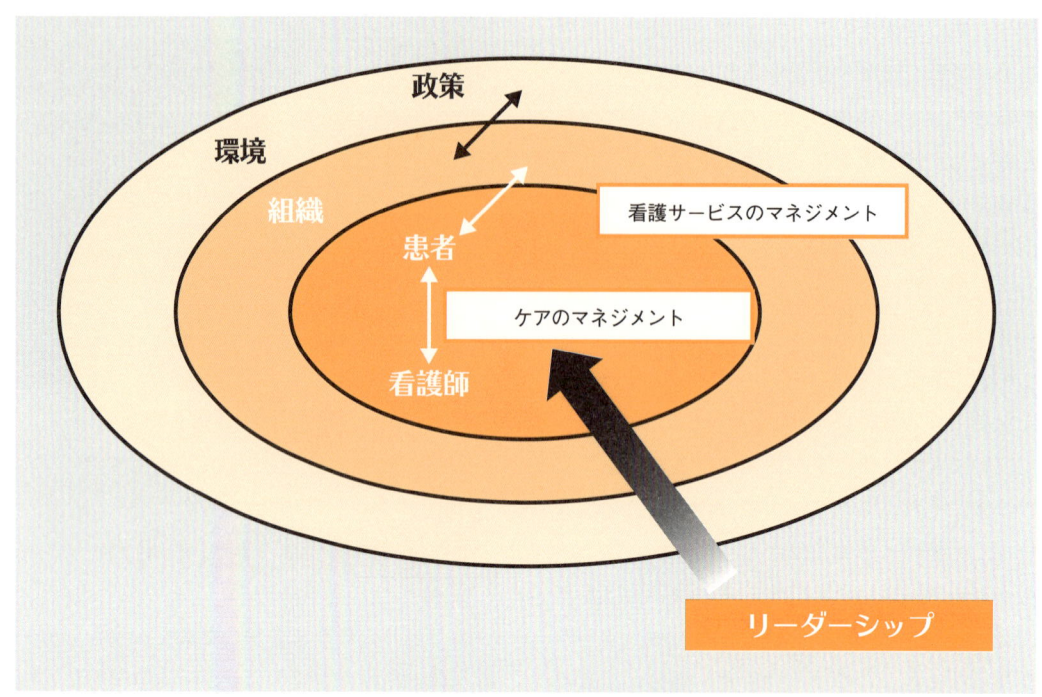

図1　看護管理についての概念構成

求められるケアマネジメント能力について

　ここでケアマネジメントについて考えていきたいと思います。ケアマネジメントとは、ケアを対象に提供するために必要となるマネジメントで、対象者の状態を目標に近づけるためにすべての資源を活用し、計画・評価・調整することです。看護の視点から少し詳しく述べると、「看護職1人1人が対象者の抱える問題を明らかにし、問題解決のために提供する看護を計画、実施、評価、改善すること」だと言えると思います。ケアマネジメントに必要な要素は、①看護職の機能・役割、②看護基準と看護手順、③患者の権利の尊重、④安全管理、⑤看護職の協働、⑥他職種との協働、⑦情報の伝達・共有・活用といわれています。

　さて、ケアマネジメントですが、これがどのようにして臨床の現場で実践されているかをあらためて見直していきたいと思います。ケアマネジメントは看護師のキャリアによって異なりますので、臨床実践能力を構成する項目を決めるキャリアラダーを通じて見ていきたいと思います。ちなみに当法人では、新人・一人前・中堅・達人レベルで、それぞれ「看護実践能力」「マネジメント能力」「自己教育・研究能力」と分けて使用していますが、これは病院によっては若干の違いがあるかと思います。今回は「看護実践能力」「マネジメント能力」について考えていきたと思います。

　まずは新人レベルで求められる看護実践能

基調講演 精神科看護のスキルとしてのチームマネジメント

力は以下のとおりです。
- ルーチンの日常生活援助が安全にできる。
- その日の受け持ち業務が把握でき, 時間調整, 優先度を決めながら実施できる。
- 看護基準, 看護手順を参考に指導者に指導を受けながら看護実践できる。
- オレムの看護理論にもとづいた看護過程の展開ができる。
- 信頼関係づくりのコミュニケーションがはかれる。
- 精神保健福祉が理解できる。
- 新人チェックリストにもとづき実践や見学ができる。

マネジメント能力としては以下のとおりです。
- チームメンバーの役割ができる。
- 各勤務の業務内容ができる。
- 病棟の概要や体制, 看護部, 病棟目標がわかる。

　今回は「双極性感情障がい者の躁状態が持続している」というケースへの対応から, 新人から達人までの看護実践能力・マネジメント能力を見ていきたと思います。

【新人レベルのケアマネジメント】
患者：
「看護師は『ちょっと待ってね』ばかり。患者の時間をどのように考えているんだ」
看護師：
「すみません」（なぜ私だけに言うのよ。待たせているというけれど, 患者さんの勝手ばかり。でも, なぜ私に言うの！ 対応が悪いのかな。反論するとまた叱られるから黙るしかないわ）

振り返っていきましょう。患者対応後, プリセプターや先輩看護師に報告や質問ができるか否かによって, ケアマネジメント能力に差異が見られます。報告できた場合の到達できた看護実践能力としては「ルーチンの日常生活援助が安全にできる」「その日の受け持ち業務が把握できる」「看護基準, 看護手順を参考に指導者に指導を受けながら看護実践できる」「オレムの看護理論にもとづいた看護過程の展開ができる」「信頼関係づくりのコミュニケーションがはかれる」というあたりです。

　次にマネジメント能力としては「チームメンバーの役割ができる」「各勤務の業務内容ができる」「病棟の概要や体制, 看護部, 病棟目標がわかる」ということでしょう。自分ではわからないことを先輩に聞けるというのは新人レベルでの最たるものだと思います。ですから「そんなこともわからないの。自分で考えなさいよ」とは決して言わないでいただきたいです。

　一人前レベルで求められる看護実践能力は以下のとおりです。
- 看護過程を踏まえた個別のケアができる。
- 患者の自己決定を支えるケアができる。
- 家族から必要な情報が得られる。
- 新人チェックリストの大半が1人でできる。
- 自分のできること, できないことを明確にし, 自分から指導助言を求めることができる。
- 時間管理を身につけ, 決められた業務の優先度を考えて行動できる。
- コスト管理を意識して物品の取り扱いができる。

マネジメント能力としては以下のとおりです。

- 病棟カンファレンスの司会ができる。
- 状況に応じたリーダーシップが発揮できる。
- 新人看護師の知識技術習得の援助ができる。
- 感染防止や医療安全業務内容について問題優先度を意識できる。

【一人前レベルのケアマネジメント】
患者：
「看護師は『ちょっと待ってね』ばかり。患者の時間をどのように考えているんだ」
看護師：
「お待たせしていますか」（躁転していて，攻撃的な状況が持続している。いまのチームの対応でいいのかな）

　一人前レベルでは患者の躁状態についてアセスメントできており，チームでの対応の見直しも考慮しています。一人前レベルとして到達できた看護実践能力は，「看護過程を踏まえた個別のケアができる」「患者の自己決定を支えるケアができる」「新人チェックリストの大半が1人でできる」「自分のできること，できないことを明確にし，自分から指導助言を求めることができる」「時間管理を身につけ，決められた業務の優先度を考えて行動できる」で，マネジメント能力は「状況に応じたリーダーシップが発揮できる」ができていました。

　続いて，中堅レベルで求められる看護実践能力は以下のとおりです。
- 他の医療チームからも意図的に情報収集できる。
- 意図的にカンファレンスを開催しケアに取り組める。
- 困難事例に対して積極的に介入できる。
- 潜在している問題が予測できその対策が立てられる。

マネジメント能力としては以下のとおりです。
- マネジメントができる。
- 医療チームの中で状況に応じたリーダーシップが発揮できる。
- 後輩および看護学生に指導的かかわりができる。
- 病棟の目標達成のための活動が推進できる。
- 緊急事態に対応することができる。
- 師長とともに管理上の問題発見や解決の方策が立てられる。

【中堅レベルのケアマネジメント】
患者：
「看護師は『ちょっと待ってね』ばかり。患者の時間をどのように考えているんだ」
看護師：
「いまは待っていただく時間も必要なのですよ。チームで判断して対応させていただいています」（行動化の制限ができていない。活動と休息のバランスが改善しておらず，カンファレンスで再度検討が必要だ）

　中堅レベルになりますと，患者の病態を理解し，チームの一員としてケア提供し，患者に巻き込まれずに対応できています。中堅レベルとしての看護実践能力である「他の医療チームからも意図的に情報収集できる」「意図的にカンファレンスを開催しケアに取り組める」「困難事例に対して積極的に介入できる」「潜在している問題が予測できその対策が立てられる」

基調講演 精神科看護のスキルとしてのチームマネジメント

が到達できており，マネジメント能力としては「マネジメントができる」「状況に応じたリーダーシップが発揮できる」「病棟の目標達成のための活動が推進できる」ができていました。

では，最後に達人レベルです。達人レベルで求められる看護実践能力は以下のとおりです。

- ジェネラリストとしてどのような領域，部署でもオリエンテーションなしですぐに仕事ができる。
- スペシャリスト（精神科認定看護師や精神看護専門看護師など）を活用できる。
- 多様なアプローチを組み入れたケアが実践できる。
- 問題の領域を絞り選択的に情報収集できる。

マネジメント能力としては以下のとおりです。

- ケアについてスタッフや他の医療メンバーから相談を求められる。
- 看護実践の場でモデルとなり専門性を発揮できる。
- 組織づくりができる。

【達人レベルのケアマネジメント】
看護師：
「考えや行動が躁転しているのでセーブしていますが，まだ焦りが強いようですね。ご自分でわかっておられますよね」
患者：
「待たされてばかりだ！　看護師の都合かと思っていたよ」
看護師：
「状態が落ち着いてこられたら，ご自分の時間をうまく使えるようになりますから。私たちの都合で待たせることがないようにしていますが，その点についてはスタッフに伝えておきます」

達人レベルでは，患者からの訴えの前に，状態とチームでのケアを説明して，不安や焦燥への対応と，患者をケア計画に参画する働きかけをしています。到達できた看護実践能力は「多様なアプローチを組み入れたケアが実践できる」「問題の領域を絞り選択的に情報収集できる」であり，マネジメント能力としては「看護実践の場でモデルとなり専門性を発揮できる」「組織づくりができる」ができていました。

以上のようにキャリアラダーによって，ケアマネジメント能力が異なってきます。ケアマネジメントにはキャリアによって差異があってその時々の到達目標がありますから，先輩の対応を見て，「私はあのようにできていない。私は看護師としてダメなんだ」と落ち込んだり焦るのではなく，現在のケアマネジメント能力を自分で評価していただき，自信をもっていただきたいと思います。そして次のレベルへとアップするために，先輩たちから学んでいただきたいと思います。

看護師のケアマネジメント —米国の例から

ここで米国におけるケアマネジメントの一例を紹介したいと思います。

米国のある透析施設の例です。米国は多民族国家であり，近年の失業者数増加の問題などが絡んできます。免許を取得したからといって，

表1　看護者の役割・機能

- 患者を身体的、心理的に支援し、物理的、心理的、社会的、文化的、精神的な発達のレベルをサポートする。
- コミュニケーターとしての役割を担う。コミュニケーションは看護の役割に不可欠。他の医療従事者、地域社会の人と連絡をとり、患者の問題を見つけ、問題解決につなげる。
- 教育者としての役割。
- カウンセラーとしての役割。特に感情的、心理的なサポートをする。
- リーダーとしての役割。
- マネージャーとしての役割。看護師は、個人、家族、地域社会の介護の管理。また、スタッフの監督、評価をする。
- 看護実習の教育と質を確保。プロフェッショナルとして実習の評価、アセスメント、診断、アウトカムの識別、計画、実行、評価を行う。

表2　患者の権利の尊重

- 保障医療を受ける権利。
- コミュニケーションと情報を受ける権利。
- 医療記録を受ける権利。
- 医療費の詳細を受ける権利。
- 退院計画を受ける権利。
- 他施設へ転院する権利。
- 個人として必要なものを受け取れる権利。
- 虐待と抑制からの自由。
- 個人情報の保護や法的権利。

すぐにどこかに就職して働くことができるわけではありません。また就職できても求められるパフォーマンスができなければ、「明日から来なくてよい」と言われることは日常茶飯事のようです。ですから、日本のようにキャリアラダーによる教育を「受け身」で待っていたのでははじき出されます。

この施設の新人とされる人からベテランまでに、それぞれのケアマネジメントを尋ねました。それをカテゴリー化（「看護者の役割・機能」「患者の権利の尊重」「安全管理」「看護職・他職種との協働」）し、表1～4にまとめました。新人のときからこうした表にあげたようなことをある程度意識していることにびっくりしました。日本と米国では文化的な差異はありますが、何か学ぶものがあると思います。

看護管理を行うということ

ここからは管理職（チームリーダー・主任・師長・看護部長）の行うマネジメントについて述べていきたいと思います。

私は看護部長に就任してから、看護が変わり看護部が変わることができれば、病院全体が変わるのだという信念のもとにさまざまな取り組みをしてきました。管理者の役割は非常に大きいのです。

管理者の中には「どうして私が管理者なんかに。もっと適任の人がいるのに」と思っておられる方もいるかもしれません。しかし、管理を行う者は、好むと好まざるとにかかわらず、職位に付随したパワー（ポジションパワー）をもちます。パワーとは、権限、能力、行動の3つの要素が結合したものです。権限とは、行動するための法的資格であり、病院から任命された主任、師長、看護部長などの資格です。能力とは、行動の可能性を蓄えていることで、学習や体験から取得するものです。行動とは、管理を発進する実践力であり、行動しなければ管理は前進しません。

権限・能力・行動のもち方による管理者のパターンを公式化してみたいと思います。権

基調講演 精神科看護のスキルとしてのチームマネジメント

表3　安全管理

- 重要なのは，安全に関する文化を構築し，患者と効果的に共有すること。
- 指導者は継続的に安全性を測定し，監視し，効果的なチームを開発する。また，安全な施設と，使用可能なテクノロジーを構築し，かつ効果的に教育と訓練を行う。
- このすべては，コアとなる安全要件や，医療スタッフと組織が満たさなければならない基準となる。

表4　看護職・他職種との協働

- コミュニケーションは，協力を進めていくうえでもっとも重要な要因である。看護師のためだけではなく，より大きな視点から関係を構築することは，コミュニケーションを円滑にはかる大きな要因となる。
- それは必ず自分がすべての人に，「フレンドリーのふりをする」という意味ではなく，「プロとしての関係」がスタートとなる。
- もちろん，すべてのスタッフとフレンドリーに接することはできないが，看護師が患者の世話をするという共通の目標があるので，連携を強化する習慣を開発しようとするときには，チームワークが形成できる。

限＋能力－行動＝「無力な管理者」です。この管理者は，決定したことを行動に移すことができず，スタッフに指示，命令や指導ができません。次に，権限＋行動－能力＝「無能な管理者」で，目標を設定しフィードバックしたり，時間を管理するという管理技術に欠けます。そして，行動＋能力－権限＝「不当な管理者」で，たとえば，師長が看護部長，主任が師長としての意思決定を勝手に行うと，組織の職務規程などに違反し秩序を失ったり，決められた方針や手順に従わず，自分自身のやり方で事を行うため問題を引き起こします。そこで，「力のある管理者」の公式は，権限＋能力＋行動となります。この管理者は，行動する権限と行動する能力を結合し，スタッフの満足感と組織の生産性を高めることができます。できれば私たちはここをめざしていきたいものです。しかしそのためには覚悟をもつ必要があります。みずからの意志で決断する，という覚悟です。決断してこそ，気持ちが前に進みます。

部下をやる気にさせるには

さて部下をやる気にさせる管理者は，「能力を認め，権限を委譲し，行動を称える」者だと言われています。権限を委譲する，というのが苦手な管理者がいます。全部自分でしないと気がすまない人ですね。なんとかこれができても，途中であれこれ口を出したくなる人もいます。権限を委譲したならば，これはやめていただきたいと思います。行動を称えるという意味では，スタッフが素晴らしいケアや研究をした場合に，「よくがんばったね」と評価し，さらにそれで終わりではなくて，「これを院外で発表してくださいね」「現場で活用できるように手順化してください」などの次の行動を称えることです。スタッフが背伸びをすれば手が届くような目標設定を，絶えず行いつづけることです。

次に看護管理者になるためには，同僚やスタッフへの人間観を確認する必要があります。米国の心理・経営学者ダグラス・マクレガーという人がＸ仮説とＹ仮説の理論を提唱しています。

【Ｘ仮説】
①仕事は元来誰もが嫌なものである。
②仕事に抱負もなければ，みずから責任をとら

ず命令されることを好む。
③組織上の問題を解決するだけの想像力がない。
④生理的欲求，安全欲求レベルでのみ人間は動機づけられる。
⑤厳格に統制したり，組織目標の達成を強制する必要がある。

【Y仮説】
①仕事は条件次第で遊びと同じく，自然なものになる。
②自律が組織目標の達成には不可欠である。
③組織問題解決に必要な創造力を多くの人がもっている。
④人は生理的欲求，安全欲求レベルだけでなく，社会的欲求，自尊欲求，自己実現欲求レベルでも動機づけられる。
⑤人は正しく動機づけられれば，仕事のうえでも自律的であり創造的になれる。

　人間は本来，怠惰でも信頼できないものでもなく，適切に動機づけられれば，基本的に，自律的かつ創造的に仕事をするものであり，マネジメントは，人間に備わるこの潜在的可能性を引き出すことでなければならないと考えています。

　私の知っているある病院の師長さんのお話です。教育体制を整えるために研修会を始めることになりました。研修会の時間は勤務時間外で自主参加としました。しかし一定の層の職員が1度も参加しません。何度も参加するように促したそうですが参加してくれません。私は「そういう方がいてもよいじゃないですか」と話したのですが，師長さんは諦めませんでした。すると頑なに参加しなかった方々が研修会に出るようになりました。ある1人の方がたまたま参加し，翌日参加しなかった方々に「研修会楽しかったわ。今時はこんなことを勉強してるのかとびっくり。ものすごく勉強になったわ」と資料を自慢げに見せ，それからは全員参加するようになったとのことでした。私はこの話からY仮説にあるように，人を信じて諦めず動機づけをすることの大切さを教えてもらいました。

リーダーとマネジャーの役割は異なる

　次にリーダーとリーダーシップ，さらにリーダーシップとマネジメントについて説明します。リーダーは，集団・組織の目的を達成するために，リーダーシップを発揮しながらスタッフに対して命令・指導・指示などを行い，職員を統合する役割を担う指導者のことを指します。

　一方，リーダーシップは支配とは違い，集団・組織のメンバーが目標達成に向って積極的・自発的にその活動に参加・貢献するように誘導し，さらに職員相互の連帯性を維持・向上させる機能のことです。

　さらにリーダーシップとマネジメントの関係ですが，両者は本質的に異なります。マネジメントは組織目標を達成することが主要な点であり，そのためにヒト・モノ・カネ・情報を効率的・経済的に活用していきます。リーダーシップは必ずしも組織目標が目的ではなく，他者・集団への影響力をいいます。その意味ではリーダーシップが備わっていないマネジメントは存在します。つまり，マネジャー（管理者）

基調講演　精神科看護のスキルとしてのチームマネジメント

は公的役割の権限を担って指示命令し，リーダーは公的な権限を使わず私的な権限を行使しヒトをまとめます。ですから公的にヒトをまとめても人格が悪ければマネジャーに留まり，よいメンバーがついてきません。看護管理者には，リーダーシップとマネジメントの両方の能力が求められるのです。しかし，臨床の現場ではマネジメントは重要ですが，リーダーシップが必ずしも必要といえない場面があり，その区別をしておくことが必要です。たとえば，重症患者の生命維持，業務多忙なときは，公的な権限を行使した指示命令が不可欠です。

リーダー必要な要件

まず，必須な要素としては，「目標をもつ」「スタッフを動機づける」「コミュニケーションをはかる」ことです。また基本的なスタイルとしては「人への配慮」「仕事への配慮」が想定されます。ここでの「目標をもつ」というのは決して大きなものではなく，「あいさつしましょう」「できるだけ患者さんを待たせないようにしましょう」「『ちゃんづけ』を止めましょう」というような身近な目標であり，そのためにスタッフを動機づけていきます。

またリーダーに必要な能力としては，専門的能力，対人的能力，概念化能力があります。専門的能力は職位が上になればなるほどその必要性が少なくなり，一方で，概念化能力が必要とされます。概念化能力の最たるものは，医療を取りまく政策の変化の中で病院は，看護部は今後どういった方向性をとっていくか，そのことを考える能力です。これは管理職として必須で

あることは言うまでもないでしょう。

次に必要な要件として，病院の組織理念を理解しスタッフに浸透させることや，管理者自身が理念を掲げることです。病院，病棟やチームのもつ価値観や，何を大切にし，どういう方向へ向うのかを明確にすることが必要です。人はお金だけで働くのではなく，役割を果たし，仲間づくりを求めて働いています。自分が共鳴する価値をもつ組織で働くことで意欲を強めるのです。そして，組織の価値観を明確にすることによって，それは人が何かの判断をするときの基準になります。「やるべきこと」「やってはならないこと」の一線がはっきりし，やるべきことは「どんな状況でも」断固としてやらないといけないし，やってはならないことは「どんな状況でも」絶対やってはならないという組織文化の柱となります。たとえば，先程の「できるだけ患者さんを待たせないようにしましょう」という目標を掲げたならば，「どんな状況でも」断固としてやらないといけないし，「どんな状況でも」絶対やってはならないのです。

また，効果的なリーダーシップを発揮するためには，マネジメントの変革が必要です。古い発想にもとづく管理や，一方的な管理，管理者の権威や権力にもとづくマネジメントを変革するリーダーシップスタイルが必要となります。これにはいろいろなスタイルがあると思います。自分の特性を活かして，自分自身のことをよく分析し，自分らしいリーダーシップを発揮してほしいと思います。

★

先に米国のある透析施設におけるケアマネ

ジメントの例を示しました。同じ施設の管理職のリーダーシップ，マネジメント能力について紹介してみたいと思います。

　この施設の施設長は31歳のウクライナ人です。看護歴は約10年で，施設に就職し看護師として1年後に，看護師長，アシスタント施設長を経て施設長に就いています。施設から出されていた条件は「3年以上のマネジメントの経験」でしたが，やる気と能力が認められたのです。役割に就くと直ちに人事，経費，患者管理を行い，その成果は容赦なく求められます。

　主任は日本人です。日本で准看護師から看護師免許を取得し，3年目に渡米し，2年間をかけてライセンスを取得しました。就職と同時に主任の役割を担っています。業務は，患者管理，医師との連携，薬局との連携，技師の指導と監督です。権限はなく施設長の指示に従って業務にあたっているようです。患者数が減少すると，看護師の人数は直ちに減らされるといいます。朝5時からスタートし，1日3クール，トータル約35人の患者を1人で看ています。技師が4人チームで，彼らが穿刺，機械操作，バイタル，血液回収を行い，重症者は主任が担当しています。1日35人の患者を担当するのはかなり厳しいと思えますが，施設の方針で要望には応えてもらえないようです。透析を効率的に安全に施行するために，4人の技師のリーダシップをとり，常に技師の動きを監視し，指示・命令をしています。米国は，日本のように"言わなくてもわかる人"は少ないので，常に彼らがどのような動きをしているか監視が必要になるのだそうです。ただ米国の環境では，看護師と技師の関係に上下関係はなく，免許上の差でしかありません。技師でも，患者の管理で思うこと，変更すべき必要があると思ったことは，看護師に連絡，相談するそうです。それでいて人間関係は非常によいといいます。その理由としては，施設（会社）のコア・バリュー（Core Value：核となる価値観）が日本文化と大きく違うためだと考えられます。そのコア・バリューは以下のとおりです。Service Excellence：サービスの卓越, Integrity：誠実, Team：チーム, Continuous Improvement：継続的な改善, Accountability：説明責任, Fulfillment：実行, Fun：楽しみ。最後の楽しみがあることで，施設内ではスタッフ間・患者間・スタッフ患者間に笑いがあります。

　組織における理念は飾りではありません。その理念を実現させるために，各スタッフが理念を熟知しているのです。米国のこの例から日本の施設も学ぶことがあると思います。

　ここまですべての看護職に必要なマネジメントと，管理者に必要なマネジメントをお話してきましたが，最後に米国で主任をしている日本人の看護師からのメッセージをお伝えして，この講演を終わりたいと思います。

【日本の看護師さんに伝えたいこと】

　みなさまにお伝えしたいのは，日本人看護師としての誇りをもっていただきたいということです。看護学校で学んだ看護師としての精神，患者さんへの思いやり，共感，接遇など，看護師として毎日あたりまえのように患者さんに接しているその態度が，アメリカではとても尊敬されます。日本人として生まれ，日本で育った環境が，私たちの身体，精神に染みついてお

基調講演 精神科看護のスキルとしてのチームマネジメント

り，それがここアメリカの人たちから「なぜあなたはそんなに優しいの？」と言われますし，患者さんからは「あなたはとてもまじめで礼儀正しい」と言っていただいています。

　私は透析患者をケアしていますが，彼らは一生透析を受けなければならないというストレスをもっています。精神科看護と少し重なり，身体面だけでなく，精神面のケアも必要となってきます。私がいつも心がけていることは，患者の思いを聞く，共感する，否定しない，拒否する意図を感じとることです。そして，透析中の患者から離れるときには，「私にできることがあればいつでも言ってくださいね」と声かけをします。患者はこの言葉かけで安心し，透析を最後まで受けることができると思っています。

　透析患者は高齢者が多く，なかには認知症をもち合わせた患者もいて，透析中に「透析を中断しろ，家に帰らせろ！」と怒鳴る患者もいます。そのような患者に対しては，共感の気持ちを大切にし，患者の横に座り話を聞くように心がけています。どの患者も病院に入院することを嫌っており，透析治療を拒否する患者にいつも私は，「透析時間を短縮するのはあなたが決めることです。でも，治療を短縮すれば，それが病気の悪化となって，結局，入院となり悪循環を招くことになります」と語りかけます。

　アメリカ人の看護師にも優しい人はもちろんいますが，日本人のように繊細な気持ちをもっている人は少ないと感じます。「相手の表情から気持ちを読みとる」，これは日本人特有のもので，看護師として最高の技術だと感じています。特に，私の施設にはメキシコ人も多く，なかにはまったく英語が話せない患者もいます。看護に必要なメキシコ語を学び，片言の会話で接していますが，私は多くのメキシコ人の患者ととてもよい関係を築いています。それは，日本人として，「相手の表情から気持ちを読みとる」「思いやりの気持ち」「共感」「優しさ」「声かけ」「礼儀正しさ」などをもっているからだと思います。

　アメリカに来てから国家試験勉強をしているときに，患者とのコミュニケーションを学びました。アメリカは多民族国家ですので，それぞれの人種や文化についても学ばなければなりませんでした。そのとき，言葉でのコミュニケーションは10％，90％は言語以外と学びました。そのとき日本人特有の「相手の表情から気持ちを読みとる」ことが，患者との関係づくりでとても重要であり，日本人であることの強みをつくづくと感じました。

　私もみなさまと同じように日本の看護学校で看護を学び，アメリカへ来ました。看護師としての精神は日本にいたときと変わっていませんが，アメリカで看護師として働くようになってから，プロとしての誇りと自信がもてました。自分の勉強したこと，自分のモチベーションがすべて患者への看護につながっていきます。すると，患者や上司からよい評価を受け，それが自分の満足，またさらに自信へとつながり，よい循環を生んでいると思っています。

　みなさま，つながりをありがとうございました。

（終）

本稿は第39回日本精神科看護学術集会の学術講演の内容を一部加筆修正したものです。

特別記事

あなたの地域に，リカバリーの風を吹かせる方法
学会でWRAPワークショップを開催して

安保寛明
あんぼ ひろあき

医療法人智徳会未来の風せいわ病院 社会復帰支援室長／これからの暮らし支援部副部長／WRAP®ファシリテーター

4年半を振り返って

　私は2010年に地元の盛岡市（岩手県）に戻り，現在の職場である未来の風せいわ病院（以下，当院：当時は岩手晴和病院）に着任しました。部署は精神科デイケアとデイナイトケアの担当科長でした。その後，2012年からアウトリーチ推進事業の臨床チームも担当し，今年は岩手で開催される『精神障害者リハビリテーション学会』の実行委員長として，全国から精神医療や精神保健福祉にかかわる方々と，当事者や家族の方々をお迎えしようとしています。盛岡に戻ってから4年半が経過しますが，この4年半は自分にとってすごく充実した時間になっています。

　デイケアもアウトリーチも地域に暮らす方々に向けた取り組みで，現在はリカバリーに向けた取り組みを深めている段階です。このなかで，デイケアを卒業して就職したり結婚したりした方，またアウトリーチを通じて引きこもりやひどい家庭対立を緩和した方たちと出会いました。当事者の何人かはピアサポーターとして当院で働くことになり，その存在がさらに周囲の方々のリカバリーを起こすきっかけになりそうな状況です。

　ですが，当院がもともとそうした病院だったかというと，それはちょっと留保しなければなりません。たとえば，2010年の時点では，デイケアの活動室に鉄格子があり，デイケアメンバー同士が大声を出すこともあり，また調理実習室は大きな換気扇があるために喫煙所になっていました。また，盛岡のネットワークは医療や福祉の職員の個人的または行政的なつながりが主で，当事者同士が有機的につながることは，あまりありませんでした。

　そんなデイケアおよび盛岡の状況でしたが，この4年半の取り組みのなかで，おそらく何人かの人生を変えた取り組みがあります。それが，先月号（2014年8月号）の『精神科看護』でも特集が組まれたWRAP（元気回復行動プラン）に関する取り組みでした。

　そこでここでは，WRAPを通して盛岡で起きたこと，さらにそのことが岩手県内やより広域にどんな広がりを見せつつあるのかを，ご紹介したいと思います。

WRAPは盛岡と岩手を変えるかもしれない

　当時の当院のデイケアには，週1日行われるSSTのほか，当事者の方々が主体的に話すことを促進するプログラムがありませんでした。そこで，認知行動療法とWRAPの要素を組み合わせた『こころの天気予報』というプログラム

をその年の秋に立ち上げて，10人くらいのデイケアメンバーと週に1度のワークショップを行うことにしました。

WRAPは仙台市（宮城県）に住んでいたころ（当時は東北福祉大学に在籍）にメアリーエレン・コープランドさんの講演を聞く機会があり，自分の人生の主役に自分がなる，という考え方に強く私は同意したのでした。

ほぼ同時期（2010年10月）に，岩手県で『みんなねっと（公益社団法人全国精神保健福祉会連合会）』の全国大会が開催され，その際にWRAPファシリテーターでもあるコンボ（地域精神保健福祉機構）の久永文恵さんにお会いしました。その後も『こころの天気予報』で徐々にデイケアメンバーは元気回復のカギを発見して人間関係にも深まりが見えてきていましたが，2011年3月に大きな地震が発生しました。地震は盛岡に住む私たちにも大きな考えの変化をもたらしました。当時の日記を見ると，私は「生きているなら，やれることをやっておこう，自分の感性を信じてやってみよう」と書いています。その「やってみよう」のなかには地域間交流の促進とWRAPの本格的な導入がありました。

2011年4月，先述の久永さんにWRAPクラスを行ってほしいとお願いし，同時期にデイケアメンバーと一緒に『WRAP研究会いわて』を設立します。こうして，2011年8月に岩手県で初めてのWRAPクラスが開催されることになりました。このときのWRAPクラスは当院のデイケアプログラムとして行い，3日間かけてじっくりとWRAPについて経験を深めていきました。このクラスには，デイケアメンバーや他地域の方，デイケア職員の合計14名が参加

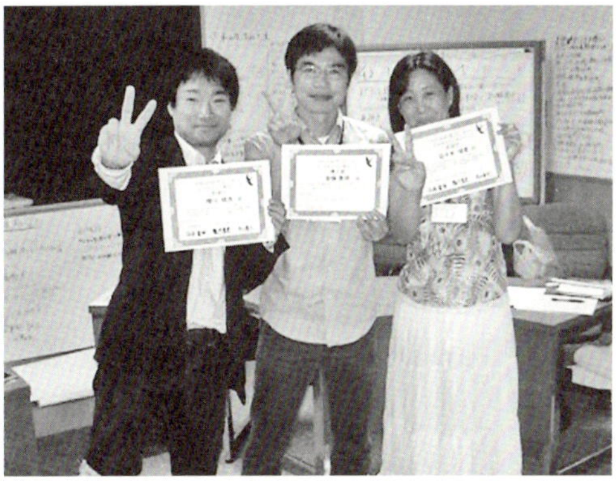

写真1　増川ねてるさん，佐々木理恵さんと一緒に

しました。なお，このときにはすでに，リカバリー志向のサロン活動『こころの元気サロン』を沿岸地域で始めていたため，宮古市からの参加者も1人いました。

その後，2011年の冬にWRAPクラスを，春にデイケアメンバーの数名が弘前（青森県）でWRAPファシリテーター養成研修を受講するに至ります。『WRAP研究会いわて』の設立から1年未満で，WRAPについて自分たちで語りあえるだけの準備ができてきました。

2012年4月からはアウトリーチ推進事業が始まり，WRAPファシリテーターの資格をもつ当事者が当院の新しい職員になりました。同年8月に開催したWRAPクラスでは，先月号の特集に記事を書いている増川ねてるさんと，佐々木理恵さんとともにWRAPクラスを行い，このとき私とねてるさんは久しぶりの再会を果たしました（写真1）。

この2012年は，WRAPクラスが仙台や八戸（青森県）や宮古（岩手県）で開催されるようになった年で，私はこのときに被災地支援のプロジェクトを通じて，多くの宮古市在住の精神医

療従事者の方々にWRAPを紹介していきました。そのWRAPを紹介した方々のなかに，こちらも先月号の特集に記事を書いている小成祐介さんがいます。その後，小成さんは2013年にWRAPファシリテーター養成研修を経験して，先月号で書かれていたようにWRAPを病院に導入・実践するにまで進んでいます。盛岡と宮古の地域間交流は，お互いをいい関係でいさせてくれているように思います。

その後，現在までの間に，岩手県内でWRAPファシリテーターが少なくとも12名誕生しましたし，そのファシリテーターの多くが仕事や友人関係などの面で前向きな変化をしています。宮古での変化，岩手へのかかわりについても，またいつか別の機会に書くことができればと思います。

そして，そんなWRAPワークショップを本格的に，さまざまな地域で紹介したいと思うようになり，今年6月の日本精神保健看護学会でWRAPのワークショップを開催するに至りました。

WRAPワークショップのもつ意味

WRAPクラスは特にそうなのですが，「リカバリー」をテーマとする時間をつくることには大きな意味があると感じています。それは，特に以下の点でそう感じます。

- 治療や教育といった支援者の枠組みではない空間をつくることができる。
- 自分の元気や希望は本当に自分のなかにあると感じることができる。
- 立場に関係なく誰もがいち参加者になれるし，こころの元気を大事にする個人として別な個人とのつながりをつくることができる。
- 自分たちには地域や文化などの経験による文脈（コンテクスト）があることを感じ，さらに自分たちがWRAPクラスで経験したことや，協働してつくり上げた場を通じて新たな文脈（コンテクスト）をつくることができる。

特に「自分たちが協働してつくり上げた場を通じて新たな文脈（コンテクスト）をつくることができる」という点は，私がすごく大事にしている点です。自分の言動が自分ひとりのモノローグ（独白）にならずに，書き込まれたり掲示されたりすることで，WRAPクラスの参加者の目に触れ，結果の一部になっている，という事実が，私にはとても重要に思えます。

ところが，有益なワークショップを展開するには「どうすればいいか」ということを言語的に伝えることには一定の限界があることから，実際に行ってみることが最善なのではないかと思いました。そこで，かつて盛岡にもお招きしたことがあり，私がとても信頼している2人（増川ねてるさん，佐々木理恵さん）に協力してもらって，日本精神保健看護学会でWRAPワークショップを行いました。文章で伝えられることには限界がありますが，それでも関心のある方のために，当日行った内容について記してみようと思います。

体験WRAPワークショップで行ったこと

体験WRAPワークショップは75分間という長さを設定しました。WRAPを「元気に役立つ道具箱」から「クライシスプラン」または「クライシス後のプラン」まで扱おうとすると，おそらく12時間くらいを必要とします（私は12時

表1　体験WRAPワークショップで行ったこと

	行ったこと	補足
開始から15分	チェックイン＆アイスブレイク ・呼ばれたい名前 ・この場に期待していること ・紹介したい「生活の工夫」	全員で輪になって紹介しあう
15分から20分	岩手で起きていることの紹介	とてもリカバリー志向ではなかった病院や地域が変わってきた話
20分から40分	WRAPの紹介	りえ，ねてる，安保から紹介
40分から55分	生活の工夫の追加	4人ひと組で，「元気に役立つ道具箱」を追加していく
55分から65分	全体でアイデアの追加，肯定的メッセージの付与	全員が回遊するように歩き，追加のアイデアや肯定的メッセージを付与する
65分から75分	シェア＆自分へのおみやげ	グループで感想を伝えあう（振り返り），好きな絵葉書に自分の気に入ったアイデアを書き込む

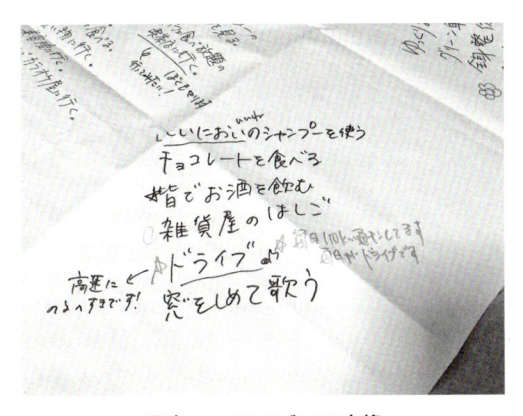

写真2　アイデアの交換

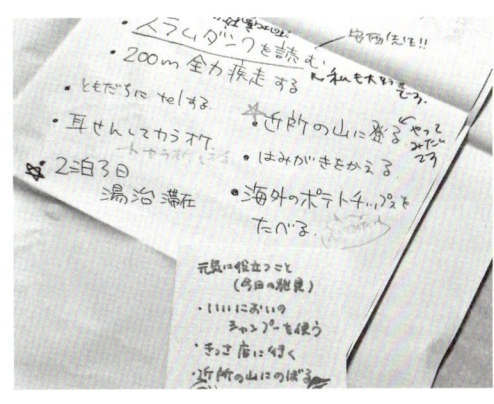

写真3　行動プランを書き入れる

間でも難しいと思っていますが）。そのため，このワークショップでは，一連のプログラムのうち「元気に役立つ道具箱」に限定してアイデアの交換を行いました（表1）。このうち，追加のアイデアや肯定的メッセージを付与する場面では，☆印やアンダーライン，「いいね」「私もやってみたい」などのコメントを書きこみました（写真2）。自分へのおみやげの場面では，好きな絵葉書を1枚選んで感想や持ちかえりたい行動プランを書き入れることを行いました（写真3）。このような方法で，「元気に役立つ道具箱」の例が提案され，別の方に支持されたり，もちかえられたりをしていくことでしょう。

体験WRAPワークショップの魅力

私が見るWRAPワークショップの魅力は，1人1人の発言や考えを書きとめることです。SSTや認知行動療法でもある程度発言は書きとめられますが，SSTや認知行動療法ではある

特別記事

表2　ワークショップ参加者の感想

感想
・元気に役立つ道具箱，たくさん，たくさん入れることができました。30人の知恵をshareすることができてよかったです♡
・元気になりました！　また参加したいです。
・昔はやっていて，忙しさにかまけて忘れていた，役に立つ対処法を思い出しました。
・自分1人ではなかなか気づけない元気回復行動プランを，参加者のみなさんから教えてもらえました。また，自分のプランにいろいろなコメントが残っていて，うれしかったです。
・WRAPをイメージできました。楽しく体験できたので，自分でもやってみたいです。
・人生，いろいろ悩んだり困難に直面することがありますが，みんないろいろ毎日の生活のなかで工夫しながら，心の元気を保ちながら，生きていることがわかりました。こうした知恵を集めると，すごく元気になれることが実感できました。また，同じ志をもつ仲間に出会えたことがとてもよかったです。
・ねてるさんのWRAPへの形に心を打たれ，涙が出そうでした。またお話したいです。
・自分が何気なく行っていることが他の人の元気の源になるというところが素敵だなと思いました。
・元気だったけど，より元気になりました。
・新しい考え方を見つけることができました。
・動いて，話して，新しいことを知ることができて，楽しかったです。ありがとうございました。

　少数の人の目的（たとえば練習したい課題がある，など）のための発言が書きとめられるため，「当事者」と「支援者」のような関係が形成されやすくなります。ところがWRAPのワークショップでは，ファシリテーター（進行役）も含めて全員が人生の当事者なので，お互いに当事者であり，お互いに支援者になります。つまりWRAPのワークショップでは一方向的な「支援者→当事者」の支援関係は感じられず，自分自身も誰かのリカバリーのきっかけをつくることができる，という感覚を育てることができます。

　みなさんも，友人同士でご飯やお酒を嗜むとき「俺は○○が好きで，○○すると疲れが吹っ飛ぶんだよね」「おー俺は△△だなー，俺は△△をすると元気になるよ」「あー□□したいなー」「おーそれいいねー」みたいな話をすること，ありませんか？　このような会話のなかで元気に役立つ方法の一部は，友人から自分へ，自分から友人へと伝達されると思います。

このような場があると，自分の存在意義を感じたり，自分自身の元気に役立つ工夫を増やすことができたり，何より自分自身の心の元気や幸福に向けて行動しやすくなると思います。

　私は，WRAPに関するワークショップを通じて，「自分自身が自分の心の元気のために行動してもいい」という感覚を得ることができました。自分自身の人生の主役になるということは，自分自身の心の元気のために素直に行動するということに近いように感じています。このような感覚は，自分1人で育てるのではなく，同じようなことを考えている人と感覚が共有されることで見出され，育てられるようです。

　最後に，精神保健看護学会で行ったWRAPワークショップに参加した方の感想のうち，一部を紹介します（表2）。今年秋に開催される『日本精神障害者リハビリテーション学会第22回いわて大会』でも，WRAPのワークショップが実施される予定です。どうぞご期待ください。

みなさんからの研究論文や実践レポートを募集しています

●精神科看護に関する研究, 報告, 資料, 総説などを募集します!

＊原稿の採否
 (1) 投稿原稿の採否および種類は査読を経て査読委員会が決定する。
 (2) 投稿原稿は原則として返却しない。

＊原稿執筆の要領
 (1) 投稿原稿に表紙をつけ,題名,執筆者,所属機関,住所,電話等を明記すること。
 (2) 原稿はA4判の用紙に,横書きで執筆する。字数は図表を含み8000字以内とする。
 (3) 原稿は新かな,算用数字を用いる。
 (4) 図,表,および写真は図1,表1などの番号とタイトルをつけ,できる限り簡略化する。
 (5) 文献掲載の様式。
  ①文献のうち引用文献は本文の引用箇所の肩に,1),2),3)などと番号で示し,本文原稿の最後に一括して引用番号順に掲載する。
  ②記載方法は下記の例示のごとくとする。
   i) 雑誌の場合　著者名:表題名,雑誌名,巻(号),ページ,西暦年次.
   ii) 単行本の場合　編著者名:書名(版),ページ,発行所,西暦年次.
   iii) 翻訳本の場合　原著者名(訳者名):書名,ページ,発行所,西暦年次.
 (6) 引用転載について。
  他の文献より図表を引用される場合は,あらかじめ著作者の了解を得てください。
  またその際,出典を図表に明記してください。

●実践レポートや報告もどんどんお寄せください!

　職場での実践報告や看護の工夫などをお寄せください。テーマは問いません。研究目的,方法,結果,考察など研究論文の書式にとらわれなくても結構です。ただし,実践の看護のなかでの報告・工夫に限ります。8000字以内でまとめてください(図表・写真含む)。原稿の採否については編集委員会で検討します。

●読者のみなさんとともにつくる雑誌をめざしています。

　「クローズアップの取材に来てほしい!」「こんな特集をしてほしい」「この記事は面白かった,役に立った」など,思い立ったことやご意見などもお気軽にお寄せください。お待ちしております。採用の際は原稿のデータをフロッピーなどの媒体で送っていただきます。

送付先　㈱精神看護出版
●TEL.03-5715-3545　　●FAX.03-5715-3546
●〒140-0001 東京都品川区北品川1-13-10ストークビル北品川5F
●Ｕ Ｒ Ｌ　www.seishinkango.co.jp/
●E-mail　info@seishinkango.co.jp

NEXT VISION

精神看護ケア検討会

> 今年で設立30周年を迎える「精神看護ケア検討会（旧・精神力動看護学習会）」。当時，わが国の看護界では馴染みの薄かった精神力動理論を紹介し，学習を重ねてきた本会は，今日の精神看護学の礎の一端を築いてきた。今回，3代目の代表者を務める小林信氏に，本会の歩み，そして精神力動理論の今日的意義などについてお話いただきました。

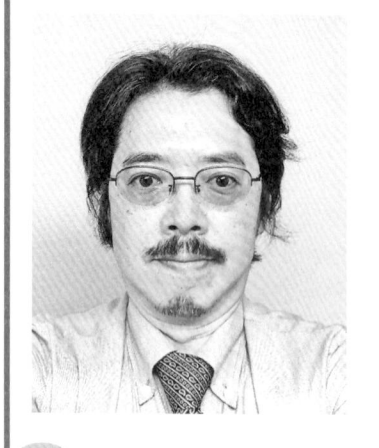

検討会の歩み

　精神看護ケア検討会の前身である「精神力動看護学習会」は，初代代表である稲岡文昭先生が，アメリカで勉強・実践してこられた精神力動理論を日本の看護界にも広めたいという意志のもと始められました。フロイトを源流とするこの理論は，当時の日本の看護界では，まだあまり馴染み深いものではありませんでした。

　本会では，毎月1回の事例検討会をこれまでに30年間続けてきました。当初は提供された事例を精神力動的視点から理解することに主眼が置かれており，そのため必ずしもケアの方向性や問題解決の糸口を検討することが目的ではありませんでした。しかし，事例をまとめるということは提供者にとっては相当な労力を要します。そのため，単に理解するというだけでなく，その理解にもとづくケアの方向性を何かつかんで帰ってほしいとの思いがあり，近年名称を「精神看護ケア検討会」と改め，現在では精神力動理論以外の理論や概念も積極的に取り入れています。もちろん，精神力動的視点を大切にする姿勢を引き継いでいることはいうまでもありませんが。

精神科看護と精神力動的視点

　わが国の看護教育のなかで精神力動理論が体系的に教えられることは，いまも昔もほとんどありません。ただし，ことさらに「精神力動」といわずとも，精神看護学にはそのエッセンスが多分に含まれています。

　たとえば，20世紀の代表的な看護理論家の1人であるペプロウは，新フロイト派の精神科医サリヴァンの影響もあり，その看護理論のなかで精神力動を重視しています。その後，ウィーデンバックをはじめ，ペプロウは後続の看護理論家にも多大な影響を与えましたし，それらの理論家たちの理論は日本でも馴染み深いものです。このように，私たちが実践の基盤にすえている看護理論には，多分に精神力動的な視点が内包されているのです。

　一方で，精神力動理論を意識的に看護実践と結びつけた先駆的な取り組みに，医療法人社団碧水会長谷川病院の実践があります。当時，看護部長を務めていた粕田孝行先生（本会の2代目代表でもあります）は，新聞のスクープ記事をきっかけに世間の批判にさらされた長谷川病院の再建と発展のためには，看護実践に理論的な基盤が必要であると考えていました。ちょうどそのころ稲岡先生がアメリカから帰国され，本会を始められました。そこに粕田先生も参加することになったのですが，そのなかで精神力動理論を基

INTERVIEW

小林 信 東京医科大学医学部看護学科 精神看護学 教授
（こばやし のぶ）

盤にすえた看護実践の重要性を感じ，後に南裕子先生を介してパトリシア・アンダーウッド先生を病院に講師として度々招き，セルフケア理論をいち早く導入しました。

セルフケア理論においても，患者さんを理解するうえで精神力動的視点が重視されます。セルフケア理論では，自分で自分の世話をできるようになることがめざされますが，では患者さんのセルフケア不足が何によって生じているのかを考えたとき，その原因は必ずしも目に見えてはっきりとしたものばかりではありません。その背景には，家族関係であったり，過去の外傷体験であったり，その人のそれまでの生活や環境が深くかかわっている場合が往々にしてあります。そのように，セルフケアを阻害する原因を探るうえでも，精神力動的な視点が重要になってくるのです。

現在では，精神科看護の分野においてもセルフケア理論は一般的なものとなりましたが，そこに本会の地道な活動がわずかなりとも寄与できたのなら幸いです。

今日的な課題と意義について

看護における精神力動理論の汎用性についてお話しましたが，一方で精神科医療においても入院期間の短期化が進むなかで（それ自体は望ましいことなのですが）精神力動的視点から患者さんをとらえることが難しくなっている現状があります。顔を覚えるのが精一杯という状況下では，その人のそれまでの人生，あるいは家族との関係など，ゆっくりと語りを聴くこともできませんので，患者さんの問題を精神力動的に解釈するうえで必要となる情報を得ることが難しいのです。

また，精神科看護の実践においてもエビデンスの重要性を説く流れは大きくなっています。その重要性を認める反面，精神科看護の世界では，数値化可能なエビデンスとしては明らかにできないものがあると思います。そうした「個別性」を補完する相補的な概念・アプローチとしてナラティヴ（語り・物語）やナラティヴ・アプローチが注目されてきたわけですが，精神力動理論とはまさに，患者さんの語りとその解釈，さらに実践の間を取りもつ理論として，いまなお有効であると私は考えています。

★

多忙な業務に追われるなかで，1人の患者さんのケースを時間をかけて振り返ることは難しくなってきているように思います。そのため「どうやってケアすればよかったのだろうか……」と，しこりを残しているケースは少なくないのではないでしょうか。事例としてまとめることは大変なことですが，事務局の面々もできる限りお手伝いをします。

本会は，"日本でいちばん敷居の低い事例検討会"をめざしています。会員登録，入会金は不要ですので，精神看護に関心のある多くの方にぜひともご参加いただき，事例をご提供いただきたいと思っています。

INFORMATION

精神看護ケア検討会
【日時】毎月第4土曜日14：30〜17：00（ただし祝日や会場の都合により変更することがあります。今年度開催予定は，9月27日，10月18日，11月15日，12月20日，1月24日，2月28日，3月28日）
【場所】東京医科大学医学部看護学科（東京都新宿区） 【参加費】資料代：500円 【条件】精神看護に関心のある方，興味がある方であれば，どなたでもご参加いただけます。
【問い合わせ】E-mail：kentokai@tokyo-med.ac.jp URL：http://blogs.yahoo.co.jp/kangocare

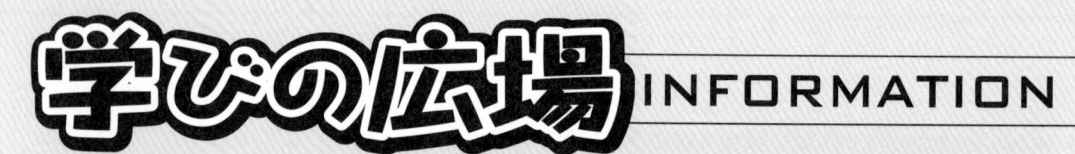

学びの広場 INFORMATION

● 第21回日本精神科看護学術集会 専門Ⅰ 開催情報

❖ プログラム

◆ 学術講演
「抗精神病薬の適正使用への取り組み」
助川鶴平（鳥取医療センター）

◆ 分科会
司法精神看護
　シンポジウム「司法精神医療における内省深化に向けた多職種チームアプローチ」
　　座長：美濃由紀子（東京医科歯科大学大学院），コメンテーター：宮本真巳（亀田医療大学）
行動制限最小化看護
　シンポジウム「行動制限最小化ガイドラインをめぐって」
　　座長：吉浜文洋（佛教大学）
精神科薬物療法看護
　シンポジウム「症状や生活の困難に対処するために—薬にできること，できないこと」
　　座長：辻脇邦彦（埼玉医科大学）
児童・思春期精神看護
　シンポジウム「児童・思春期の対象者へのチームアプローチ—病院と地域の連携」
　　座長：天賀谷 隆（獨協医科大学）
薬物・アルコール依存症看護
　報告会「薬物・アルコール依存症看護領域の精神科認定看護師の活動と今後の課題について」
　　座長：榊 明彦（成増厚生病院）

◆ 企画セミナー
1. 「劇団・行動制限」プレゼンツ：目覚めよ！！行動制限最小化—行動制限最小化委員会を活性化しよう！
　　企画者：横嶋清美（駒木野病院）
2. 患者レスキュー隊による防災活動の実践—消火訓練，夜間想定避難訓練，院内パトロール，レスキュー新聞発行に至るまでの経緯
　　企画者：成嶋のり子（土浦厚生病院）
3. 精神看護領域における看護診断とNNN
　　企画者：武政奈保子（帝京科学大学）
4. メンタル・ステイタス・イグザミネーション—やっていそうでやっていない，できていそうでできていない，精神科医療職の基礎技術
　　企画者：武藤教志（宝塚市立病院）
5. ケアの質を高めるための意見交換会—精神科看護倫理の視点から
　　企画者：吉井ひろ子（兵庫医科大学病院）
6. 自尊感情の低い児童思春期患者へのアプローチ—ネガティブな感情をポジティブな感情に変えていくために
　　企画者：出山善洋（東横恵愛病院）
7. 親や家族を亡くした子どもへのサポート—寄り添い，支えるために，私たちができること
　　企画者：佐藤利憲（仙台青葉学院短期大学）
8. 精神科病院における看取りの臨床的意義—単科精神科病院でがんを合併した患者の現状
　　企画者：荒井春生（天使大学）
9. 多職種と協働した心理教育—"薬（やく）に立つ会"はみんなの役に立つ!!
　　企画者：下司亜寿美（近森病院総合心療センター）

◆ 緊急企画
制度・政策セッション（第1弾）「これから始まる『精神科病院の構造改革』に看護はどのように向き合うのか」
　企画者：一般社団法人日本精神科看護協会

＊その他，口頭発表，示説発表，ランチョンセミナー，認定相談ブース，など

◆ 詳細
【日時】9月6日（土）〜7日（日）【会場】鹿児島市民文化ホール（鹿児島県鹿児島市）【参加費】会員：12,000円（学術集会誌付き），非会員：18,000円（学術集会誌付き），学生：無料【申し込み・問い合わせ】詳細はhttp://jpna-gakujutsu.jp/senmon/ まで。

● 日本精神障害者リハビリテーション学会・第22回いわて大会 開催情報

❖「リカバリーの風 〜人へ 社会へ 未来へ〜」

◆ 10月30日（木）
12：30　開場／受付
13：00〜15：00　サテライト企画（参加無料の公開企画）
15：30〜18：30　学会セミナー

◆ 10月31日（金）
9：00　開場／受付
9：30〜9：45　開会式
9：50〜10：40
　大会長講演
　　智田文徳（未来の風せいわ病院）×松本ハウス（芸人）
10：50〜11：50
　いわて大会特別講演
　　浅田次郎（作家・日本ペンクラブ会長）
12：00〜13：00　ランチョンセミナー
13：15〜15：10
　学会シンポジウム
　　「誰がどのように病院などの改革を進めるのか—精神障害者リハビリテーションの視座から」
15：20〜16：40
　大会企画・自主プログラム
16：45〜17：35　総会
17：40〜18：40　一般演題
19：00〜20：50　懇親会

◆ 11月1日（土）
9：00　開場／受付
9：20〜10：50
　学会特別講演
　　伊藤順一郎（国立精神・神経医療研究センター）
　大会特別講演
　　末安民生（日本精神科看護協会）
　一般演題
11：00〜12：00
　いわて大会特別講演
　　酒井明夫（岩手医科大学）
12：15〜13：15　ランチョンセミナー
13：30〜15：30
　大会シンポジウム
　　「震災からのリカバリー——阪神，中越，東日本から描く未来図」
　自主プログラム
15：40〜17：00
　大会企画・自主プログラム・一般演題（口演・ポスター）
17：00〜17：10　閉会式

◆ 詳細
【会場】いわて県民情報交流センター「アイーナ」（岩手県盛岡市）【参加費】会員：事前6,000円，当日8,000円／非会員：事前7,000円，当日9,000円／家族・当事者・学生：当日1,000円，当日2,000円【問い合わせ】未来の風せいわ病院　TEL：019‐696‐2055／FAX：019‐696‐4185／E-mail：japr-2014-office@i-seiwa.com／URL：http://japr2014.umin.jp/

● 情報BOX

▶精神科認定看護師の会 中部ブロック研修会

【日時】10月4日（土）13：30〜16：30（13：00より受け付け）【会場】ウインクあいち 10F 1004会議室（愛知県名古屋市）【テーマ】効果的プレゼンテーション技法を学ぼう！／次世代型クリニカルパスについて学ぼう！【内容】前半（13：30〜15：30）：「プレゼンの骨格を考えるコツ＆聴衆に伝わるパワーポイント作成のコツ」臼田成之（慈恵中央病院）／後半（15：40〜16：30）：「精神科におけるパスの普及—次世代型クリニカルパス『患者状態適応型パス』についての情報提供」竹澤翔（石川県立高松病院）【定員】40名（定員になり次第締め切ります）【参加費】会員：無料／非会員：2,000円【申し込み】申し込み用紙（「精神科認定看護師の会」ホームページよりダウンロード）に記入し，メールにて中部ブロック代表の中西清晃（ishikawa@kiyoaki.name）まで。

▶精神科認定看護師の会 中国ブロック研修会

【日時】10月18日（土）10：00〜12：00／同日9：00〜9：50精神科認定看護師実践報告【会場】一般財団法人河田病院 会議室（岡山県岡山市）【内容】皆が知りたいACTの活動—ACTと連携していくために【講師】藤田大輔（大和診療所 ACT-Zero岡山）【参加費】会員：無料／非会員：2,000円【申し込み】申し込み用紙（「精神科認定看護師の会」ホームページよりダウンロード）に記入し，メールにて中国ブロック代表の小橋（amu101600@ab.auone-net.jp）まで。受け付けが完了しましたら，受講承認確認のメールを致します。【締め切り】10月4日（土）必着

精神科看護 グラビアページの取材協力のお願い

雑誌『精神科看護』では1998年6月号（通巻69号）より，「クローズアップ」と題して全国の精神科病院・施設を取材してきました。「その場所で行われているかかわりは患者・利用者の表情にあらわれる」というコンセプトのもと，患者・利用者さんの豊かな表情を広く読者に伝えるとともに，患者・利用者さんとかかわる医療者の姿，そして病院・施設が果たしてきた役割やその実践に焦点を当てた取材を続けています。みなさまの病院・施設の活気ある姿，また日々奮闘するケアの実践・現場を，この機会にぜひ紹介されてみてはいかがでしょうか？

01 ご応募いただいたら

まず取材日程の調整と並行し，病院・施設のどのような点をクローズアップするかを打ち合わせさせていただきます。そのうえで正式な依頼状（公文書）をお送りいたします。

02 取材当日は

担当編集者と写真家の大西暢夫氏がお伺いします。基本的には事前のスケジュールに沿って取材を進めさせていただきます。取材は概ね2日間となります。事前に許可をいただいている場合でも，患者・利用者さんとお話し・撮影させていただく際には必ずご本人から許可を得て行います。

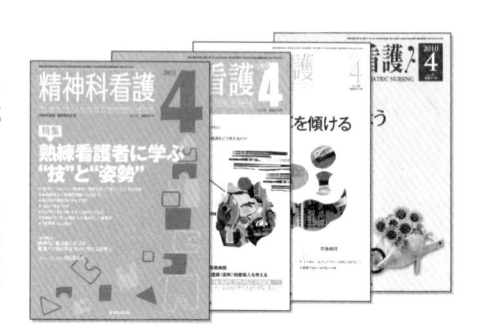

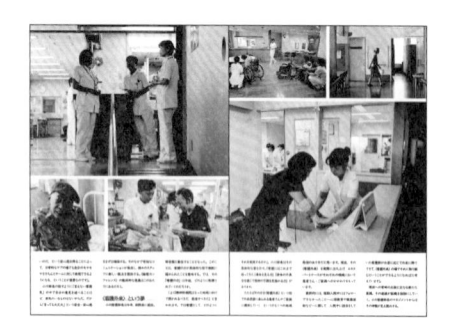

03 写真の確認は

当日撮影した写真のカラーコピーをお送りします。掲載可能なお写真を選択いただき，ご指示ください（一度目の確認）。その後，編集部で使用可能な写真から数点をピックアップし，誌面レイアウトを作成します。このレイアウトの段階でも再度写真掲載が可能か確認させていただきます（二度目の確認）。

04 できあがった雑誌は

5冊謹呈いたします。またグラビアページのみを冊子体としたもの（抜き刷り）も希望部数分が作成可能ですので，ご要望があれば担当編集者にお申し付けください（抜き刷りは有料となります）。

写真家紹介

大西暢夫（おおにし のぶお）

1968年，東京生まれ，岐阜で育つ。東京綜合写真専門学校卒業後，写真家本橋誠一氏に師事。2001年より雑誌『精神科看護』のグラビア撮影を始める。2004年，写真絵本として発表された『ひとりひとりの人　僕が撮った精神科病棟：大西暢夫　文・写真』も，各方面から高い評価をいただいています。

2010年に刊行された写真絵本『ぶた にく（幻冬舎）』では第58回産経児童出版文化賞と第59回小学館児童出版文化賞をW受賞。

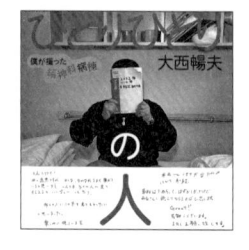

※データ化された写真は信頼性の高いセキュリティのもとでサーバーに保管されます。また，データの社外への流出を避けるため，データの移動の際にはインターネットを使用せず，必ず保存用デバイスでやりとりを行う社内規定を設けています。こうした高いセキュリティ管理に関しては，社外関係企業にも同様に要請しています。

お申込みおよびお問い合わせ

(株)精神看護出版編集部（担当：霜田）

〒140-0001　東京都品川区北品川1-13-10　ストークビル北品川5階
Tel:03-5715-3545　fax:03-5715-3546　E-mail:shimoda@seishinkango.co.jp

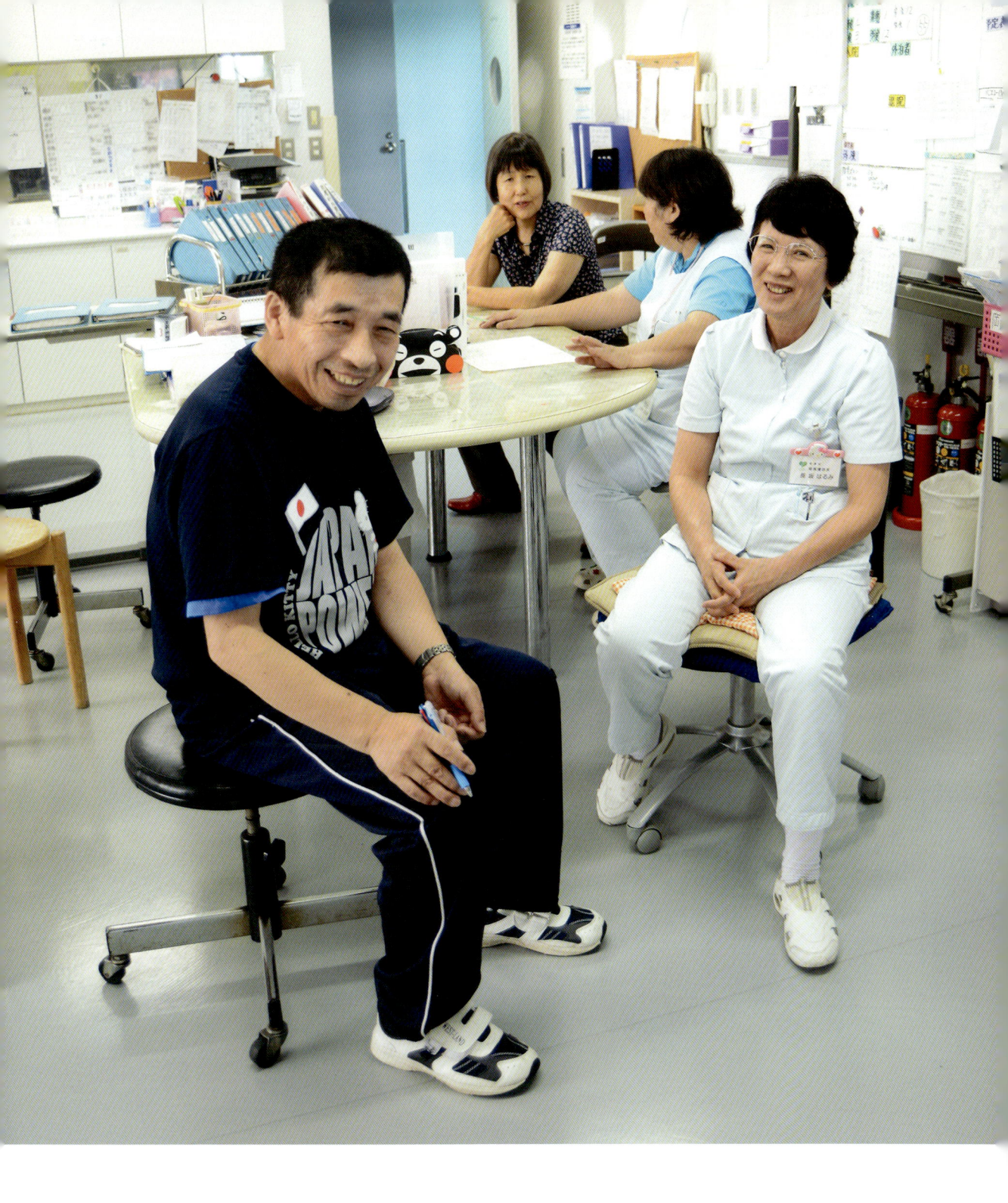

韮崎東ヶ丘病院
<山梨県韮崎市>
撮影：大西暢夫

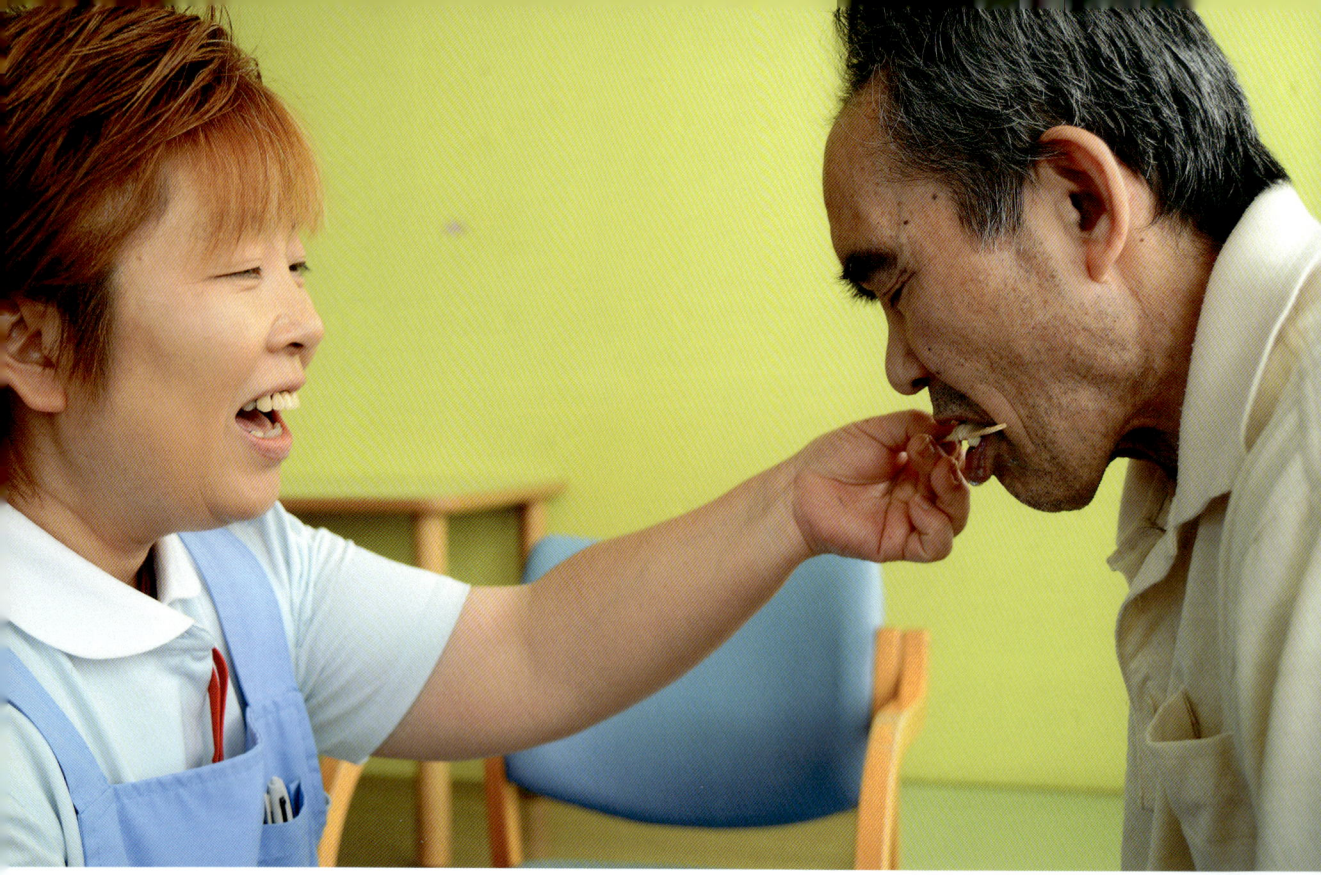

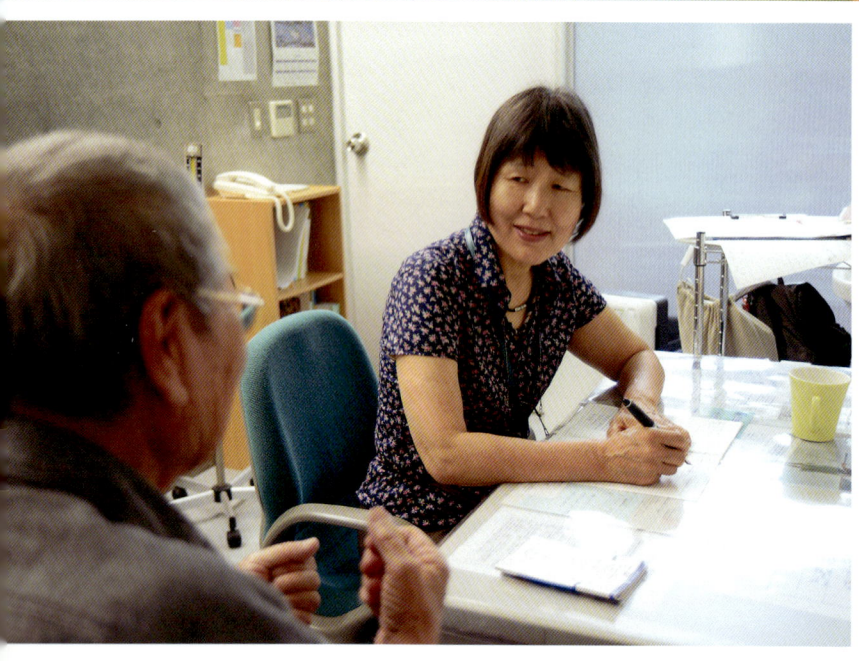

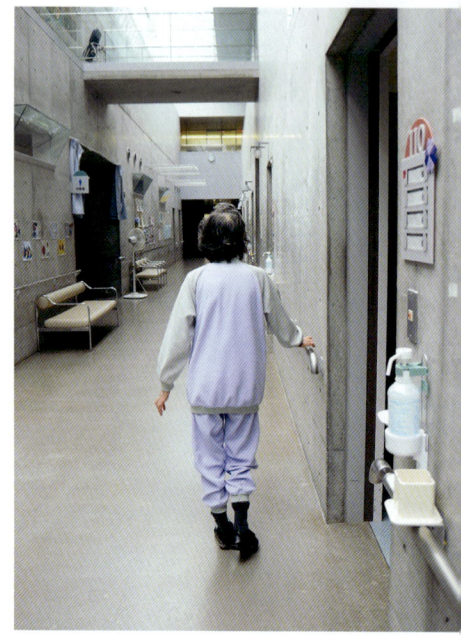

モダンな建物

　美術館，あるいはヨーロッパあたりの市庁舎か。

　医療法人韮崎東ヶ丘病院の佇まいは他の精神科病院とは一線を画す。京都駅の設計で知られる建築家の原広司氏の手による現在の病院は，療養病棟を増築し2000（平成12）年に竣工。後年，建築・環境デザイン部門グッドデザインを受賞している。

　病棟のつくりも独特だ。詰め所を囲んで回廊状に病室が配置されているのが一般的な病棟のつくりなのに対して，この病院は廊下の端に詰め所とホールがあり，長い廊下の片側に病室が並んでいる。壁は打放しコンクリートや凝った形の窓（富士山の天辺がのぞく）など，やはり美術館などの施設を連想させる。

極めて先進的なデザインをもつ病院へ

　歴史は1964（昭和39）年に始まった，2階建ての小さな木造の病院まで遡る。院長の北村絢子さんは当時を振

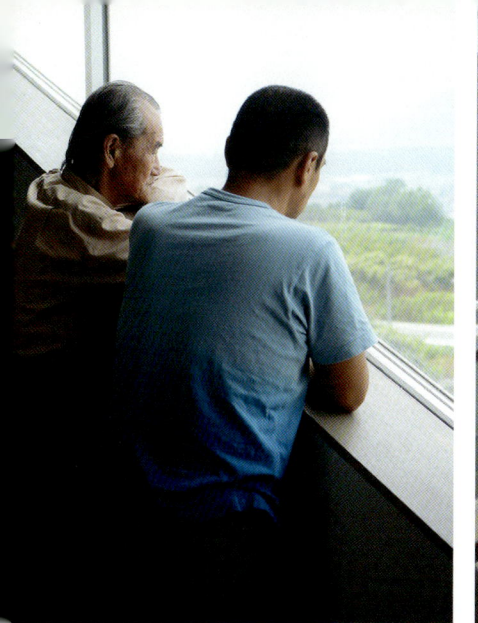

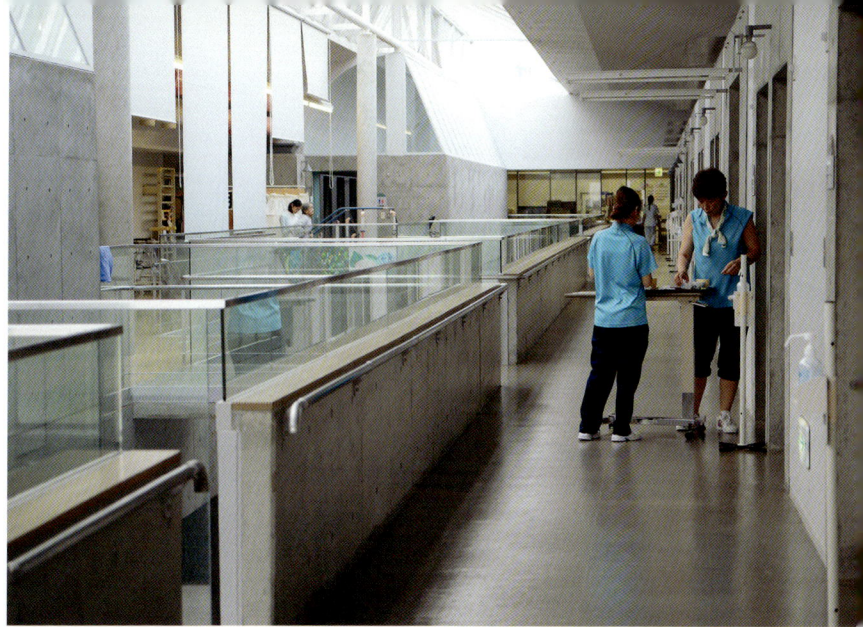

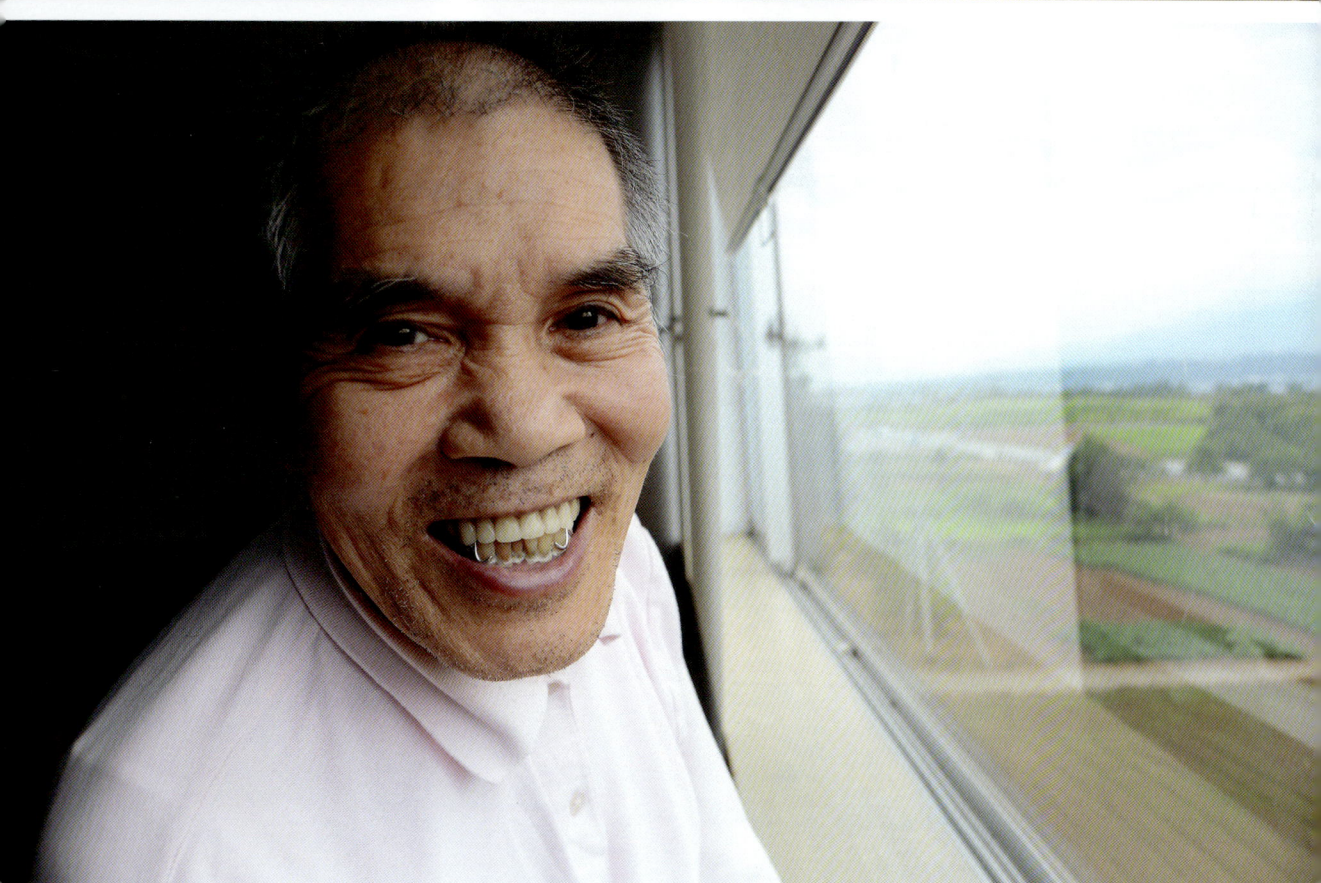

り返る。「私はこの病院に来るまで大阪の街中のクリニックで院長をしていました。そのときの患者さんがこの病院を見て『先生がこんな病院に勤めているなんて』と泣かれてしまったのを覚えています」。

大きな転換があったのは，初代院長の実弟で2代目の院長の時代。「狭い・暗い・怖い」と揶揄されるような，いわゆる昔ながらの精神科病院から，なんの後ろめたさもなく身内を預けられる病院に，と先進的なデザインをもつ病院への転換がはかられた。「『いささか開放的な空間に過ぎて落ち着かない』という声もありますが，多くは『以前のように暗くみじめなイメージがなくなった』という感想をいただいています。機能的な面はおくとして」。

機能的な面はおくとして。どうやら「これまでの精神科のイメージを払しょくするような病院に」という思いが強すぎるあまり，実際にそこで働くうえでの利便性は多少，犠牲にされてしまったようだ。「まず冬は寒くて夏は暑いので

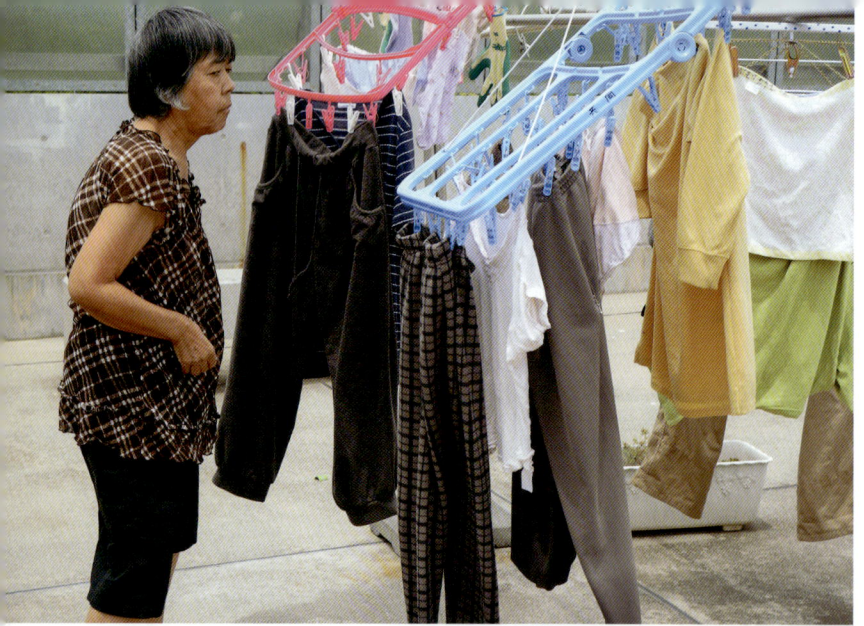

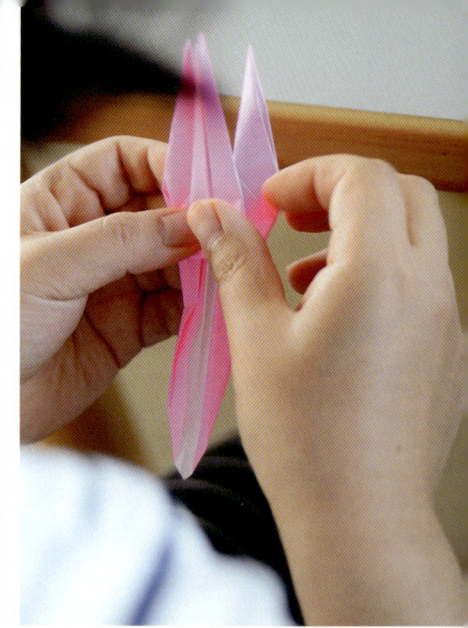

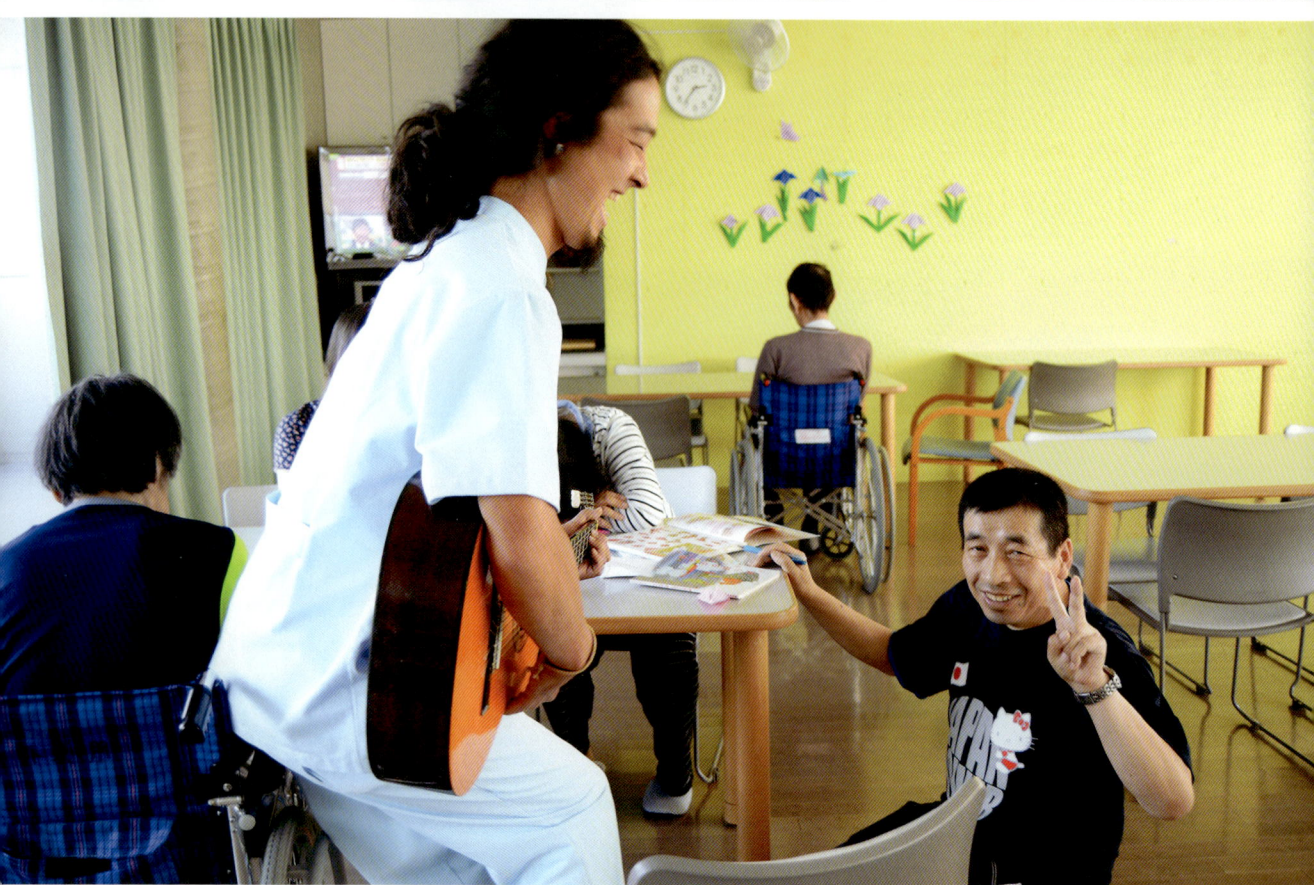

す。打放しコンクリートのために空調が効きづらく，しかも導線が長いために病棟内の移動距離が長く，職員は季節によって麦わら帽子を被って働きたくなる気分にもなります」。たしかに外来・病棟には大型の扇風機が置かれている。

　導線が長ければ，病棟のどこかで緊急事態が発生したときに，対応が遅れることになりはしないか。「そうした面は事前に想定して，体温計やその他の道具などを詰め所だけではなく，要所要所に準備することで，不測の事態に準備しています」。そう話すのは長坂はるみ総看護師長。与えられた環境の中で，できるだけの工夫を凝らし，患者を守るための医療としての最低限のリスクマネジメントははかられている。

そして病棟の中では

　モダンで先鋭的なデザインの精神科病院で行われている看護。最近増えてきた，高級ホテルのようなストレスケア病棟での静謐さを想像していると，そ

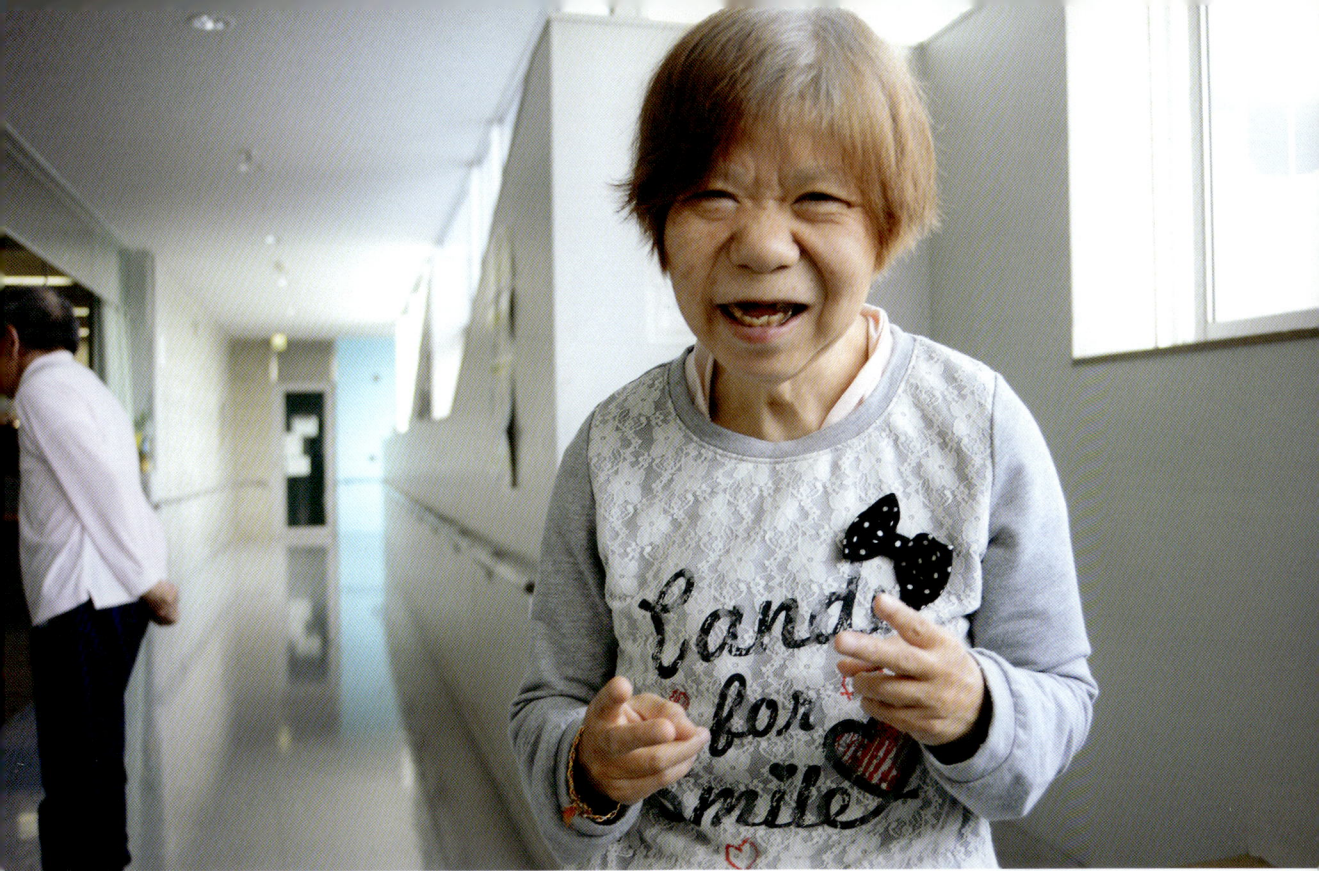

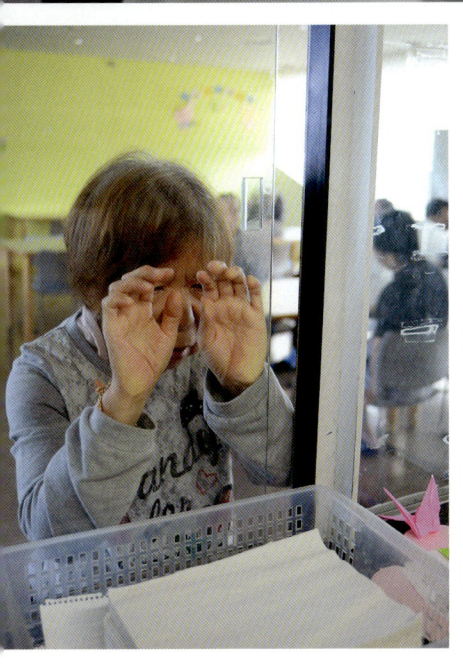

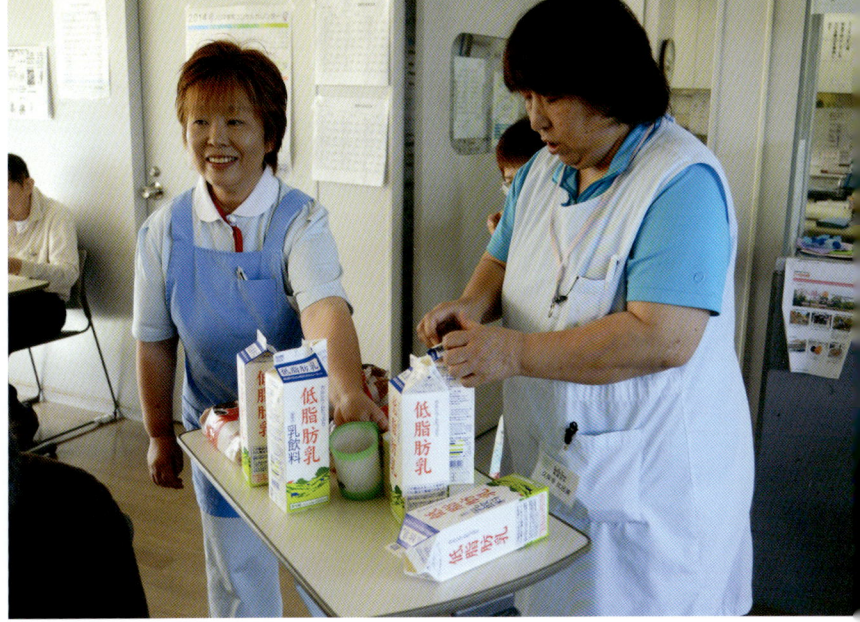

の想像はいきなりフォークギターを抱えた看護師（後ろでまとめたウェイビーな長髪に，髭）の姿に，小気味良く裏切られた。吉田周平さん。33歳。その歳に合わない懐かしの名曲を弾き語る。「どうしても療養の患者さんは生活にメリハリがなくなるので，私のように『少し変な』看護師がいることで，楽し

んで，そして刺激を受けてくれたらと思って。実は『看護師が普段着で仕事をすることでの患者さんの反応』というようなテーマで研究をしたことがあるのですが……」。

しごくまっとうな意見を述べる吉田さん。ただ，そうした理屈抜きにしても，吉田さん本人も，他の職員も，患者

さんも心から楽しんでいるのが伺える（「誰かが何か歌っている」という無為な視線を向けている人もいないではないが）。患者さんと職員がフランクに交わしあうことで，自然と生まれるアットホームな雰囲気。その雰囲気のなかで生まれるコミュニケーションにおいて患者さんを「アセスメント」するというの

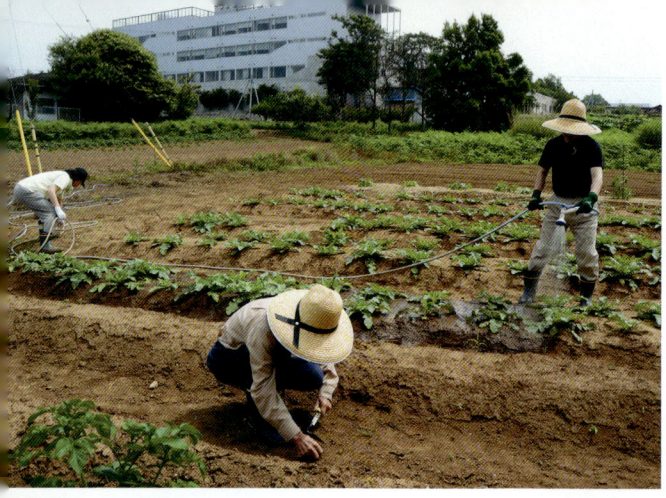

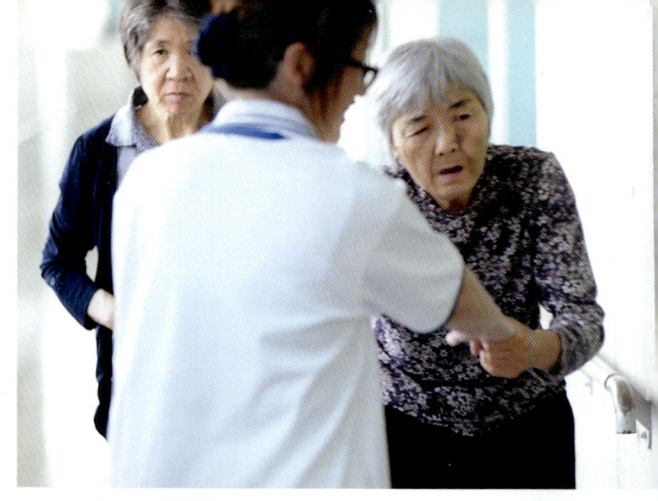

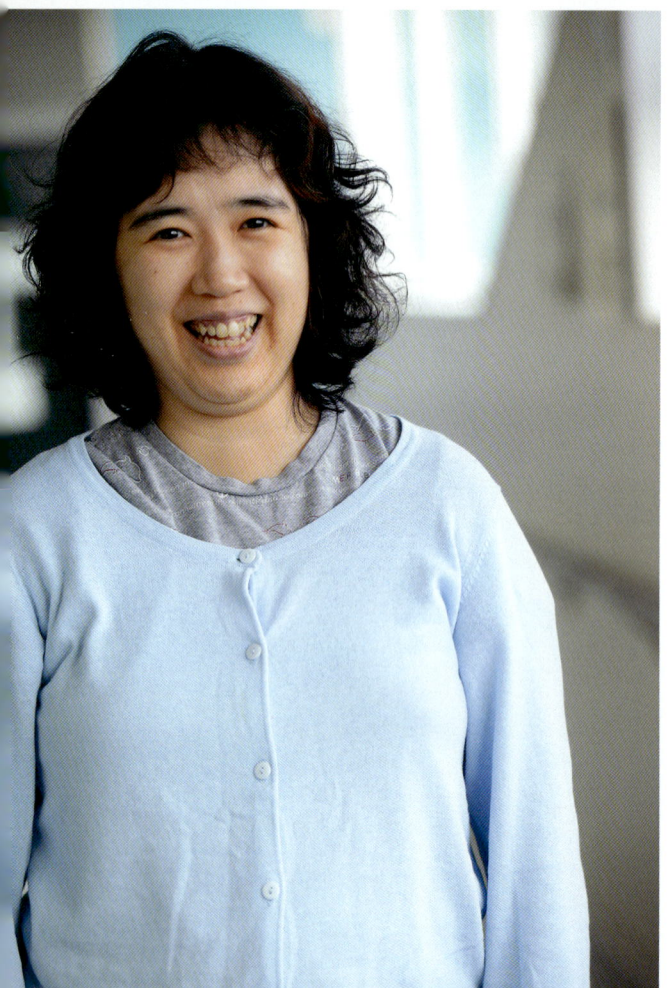

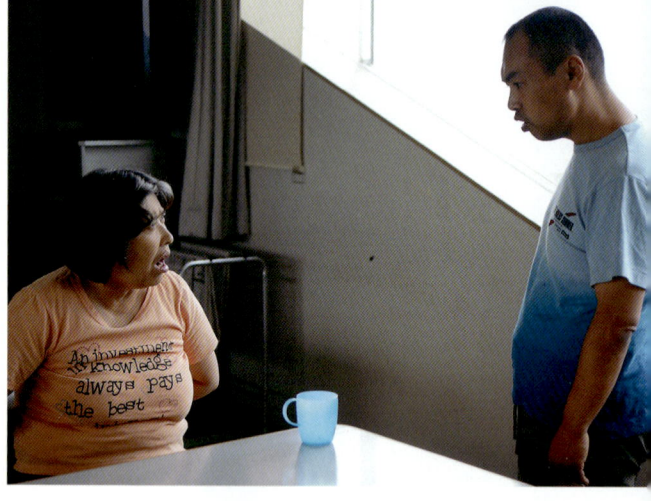

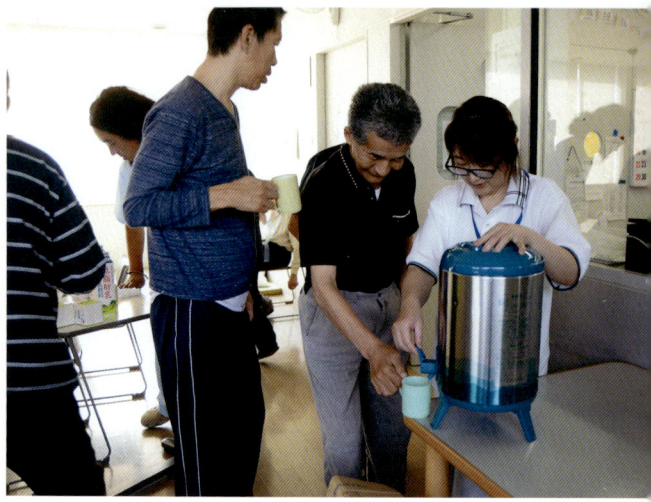

が，医療者としての看護の姿なのだろうが，それもまた理屈。患者さんの顔に浮かぶ楽しそうな表情を見ていると，そうした理屈を超えて，そうした笑顔が厳にいまそこにあることの貴重さに，いまさらながら思いを馳せざるを得ない。

「四角四面の看護師がいる。彼のように一風変わった看護師がいる。それ

が，よい効果を生んでいるのだと思います」。そう長坂総看護師長は話す。「一風変わった看護師が，業務に関してそれとなく言う『これっておかしいよね』という言葉に『ああ，言われてみれば，そうね。何十年とこのやり方をしてきたけど，たしかにおかしいね』と反省させられることもありますから」。

長坂総看護師長がいまの職位となってからは，意識的に職員の異動を行っている。これもいま働いている環境をまた違った視点で見る目を養うために，療養病棟と精神病棟の両方を経験してもらう意図があるという。「異動が多いから，『総師長は私にいじわるをしている』なんて軽口を言われることもありま

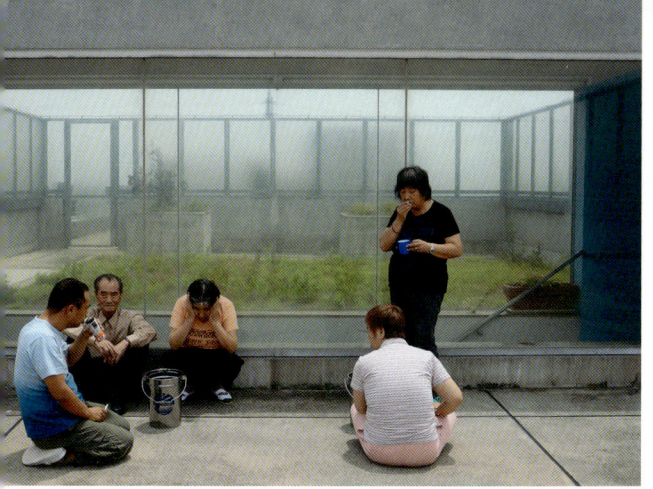

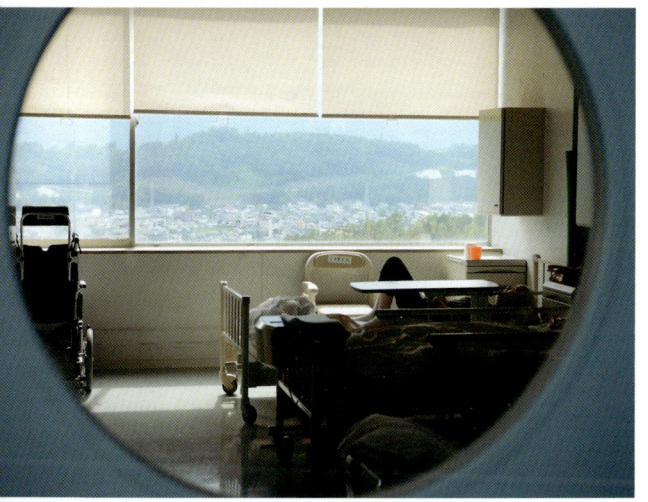

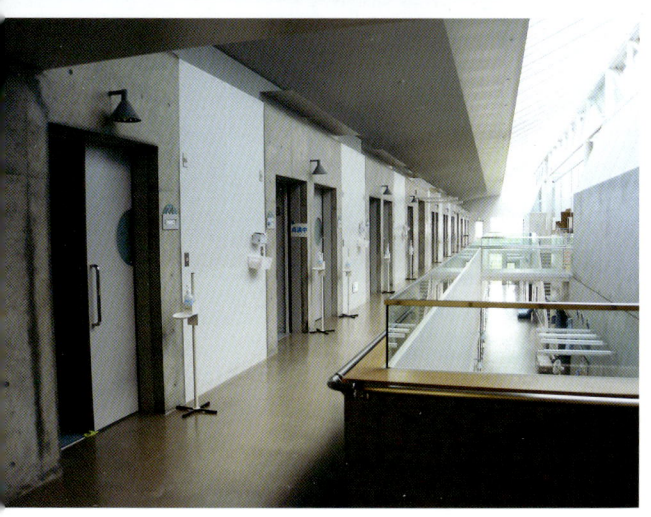

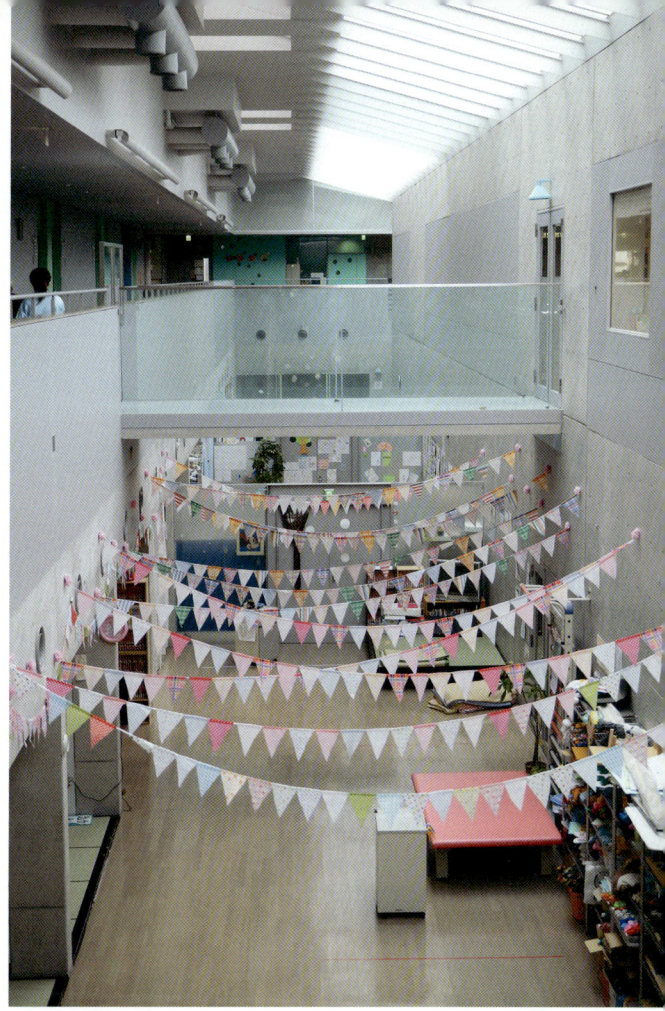

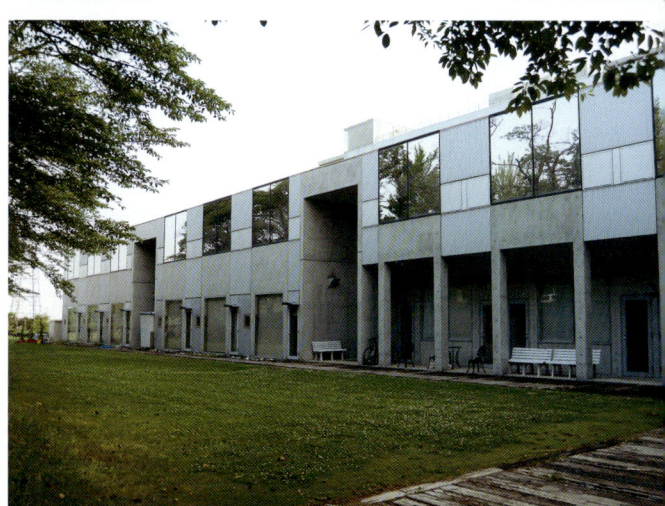

すけどね」。そう長坂総看護師長は笑う。「でも, 本当に職員はよくついてきてくれました。正直なところ, 職員の意識が少しバラバラになっていた時期もありました。退職を考えていた職員もいたようですが, 最終的には踏みとどまってくれました。患者さんやそのご家族のために, 病院に残ることを決断してくれたのです。この病院の職員はそうした正義感をもった方々が多いのです。その志や気持ちを大事にしながら, 少しずつ課題を解決していきたいといまは思っています」。

北村院長は現在の病院, 特に職員の特徴を評して「小さな木造2階建ての病院で培われた家庭的な環境が, 少しずつ大きくなって, いまに至っているという感じですね」と話す。職員同士, あるいは職員と患者さんの, まるで家族のような雰囲気のなかでのやりとりを見ていると, いくら病院の「外観」が変化しようと, その病院が元来もつ精神性とそれが職員に与える影響は, そう簡単には変わらない。

「院長」に訊く

職種を超えて自由な討論を

医療法人韮崎東ヶ丘病院 院長
北村絢子さん

　当院の看護師さんたちが行うケアは，本当にきめ細やかです。当院では一時期，医師不足が続いた時期があり，それが逆に功を奏して，医師に頼り過ぎない，自分たちの頭で考えるという看護の姿勢ができあがってきたのだと思います。私が2001（平成13）年に当院に就職したときにとても驚いたことがあります。患者さんのなかで寝たきりになっている方がゼロだったのです。これは看護が日常的にきめ細かなかかわりをしていなければできないことです。当院ではどんなに症状が重い患者さん，たとえば認知症でBPSDが強い方でも可能なかぎり入院を断りません。

　実は，前院長と考え方を異としたため，私は医師としてのやりがいが見いだせなくなって，一度病院を離れたのですが，昨年，院長としてこの病院に戻ってきました。私が最初に入職した当時「この人たちがこの病院の次世代を担うだろう」と私が考えていたスタッフたちが，現在少しずつ育ってきており，とても心強いです。

　自分の医師としてのスタイルを振り返ってみると，25歳で医者の免許をとってから一貫して，患者さんの治療にあたっては職種や職歴を超えて職員は平等である，という信念をもってきたと思います。入職したての看護師であろうが，その人が自分の意見をしっかりと表明してくれれば，真摯に聞き，その意見に賛同できれば意見を取り入れます。こうした考えは患者さんに対しても同様で，「退院したいんだけど」という相談があれば「いまはまだ早いです」とは決して言わず，「退院したいんですね，ではその目標に向かってできること を一緒に考えようよ！」というように，患者さんの思いを大切にし，ともに考えるという姿勢を大事にしています。

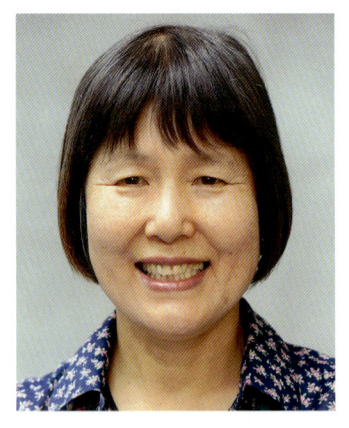

　今後の病院のあり方としては，組織としては院長がリーダシップをもちながら，それを職員が補佐するというオーソドックスな形をとりつつ，決して「院長に『上申』する」というような形をとらず，先ほども述べたように，さまざまな職種・患者さんが平等に，自由な雰囲気で討論し，よりよい治療を決定し，患者さんに提供していくというのがベストであると考えています。でも考えてみると，そうしたあり方は治療においてはあたりまえの姿なのですね。そのあたりまえができる組織を，じっくり，ていねいにつくり上げていければと思っています。

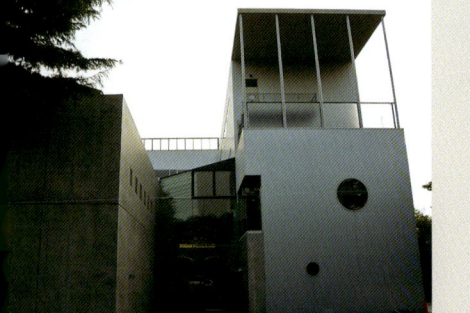

医療法人韮崎東ヶ丘病院

〒407-0175　山梨県韮崎市穂坂町宮久保1216
TEL：0551-22-0087　FAX：0551-22-8474　www.higashigaoka.com

- ●診療科：精神科，神経科，老年精神科，心療内科，リハビリテーション科
- ●職員数：122人（医師14人，看護職員71人，その他37人：2014年6月現在）
- ●関連施設　グループホーム「飛翔」
- ●病床数　　　　　　　　　　　　147床
  精神病棟　　　　　　　　　　　 99床
  療養病棟　　　　　　　　　　　 48床

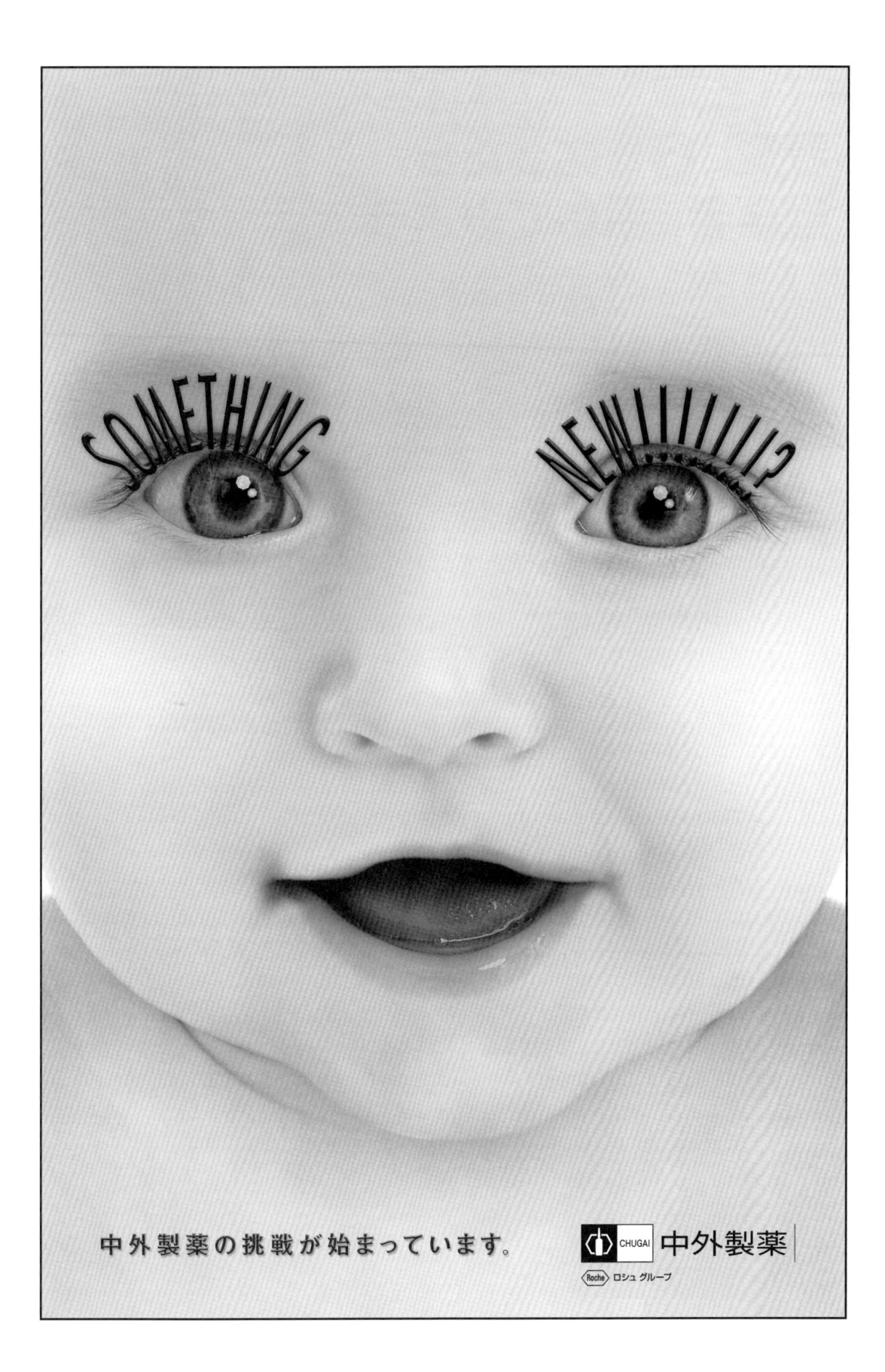

中外製薬の挑戦が始まっています。　　　CHUGAI 中外製薬
Roche ロシュ グループ

看護に行き詰ったら，当事者に訊いてみよう

第3回

メンタルヘルスマガジン こころの元気＋

この連載は特定非営利活動法人 地域精神保健福祉機構・コンボが発行する「こころの元気＋」との共同企画です。
http://comhbo.net/

・今・月・の・お・悩・み・

男性看護師って，どうですか！？

私は男性の精神科看護師です。両親ともに看護師で，小学生のころから自然に「将来は看護師になろう」と考えていました。故あってその後，精神科に入職。これまでつらい思いもしてきたけれど，精神科の看護師として充実した仕事をしてきたように思います。

しかし，最近，2人の女性患者に言われた言葉が胸につかえています。1人目。10代の彼女いわく，「男の人にはわからないよ」。ちょうど彼女が困難を抱えていた対人関係の話をしていた際に言われました。同僚が言うには彼女は私を「見損なった」そうです。もう1人はお子様のいる女性患者さん。子育てに関する悩み相談で，「子どもを産んだことのないあんたにはわかりっこない」とピシャリ。それからはどうもこの女性が私を敵視しているようなのです。

記録を振り返ってみても，私が何か失礼なことを言ってしまったとも思えません（むしろ，あたりさわりがなさすぎて失礼かなと思いました）。

看護—特に精神科の看護は「心に寄り添う仕事」だと思います。しかし「男性である」という動かし難い事実のせいで，私そのものが拒否されてしまうとなると，いまさらながら，一体今後，女性患者さんにどう接したらよいかと悩んでしまいます。みなさん，男性看護師って，どうですか？　やはり女性同士のほうが，安心して悩みや心配を打ち明けやすいものですか？

（福岡県・精神科病院看護師　宏太郎　33歳／仮名）

ANSWER 1　長野県　峯村秀一さん

　看護師としての知識，能力，人柄などの問題だと思います。同性，異性を問わず，これらのことに優れている人には，安心して悩みや心配を打ち明けやすいものだと私は思います。相談者の男性看護師の方は女性の患者さんからも悩みや心配を相談されたわけです。その女性の患者さんは信頼していたからこそ悩みや心配を打ち明けたのではないでしょうか。同性の女性でなければ理解してもらえないと思っていたら，最初から女性の看護師に相談していたはずです。たしかに同性にしかわからないこともあるかもしれません。しかし，ここ十年以上私の主治医は女性ですが，抗精神病薬の副作用である高プロラクチン血しょうによる性機能障害についても，その医師に相談しています。同性であるか，異性であるかよりも相互に信頼関係が築かれているかが問題なのではないでしょうか。それは看護師についてもあてはまることだと思います。どうか自信をもってください。

ANSWER 2　埼玉県　ペンネーム 灯路(ひろ)さん

　うつ病で通院中の女性です。精神科の看護は「心に寄り添う仕事」だとお考えの相談者様だけに，「あなたにはわからない」と患者さんに言われ，胸が痛む思いですよね。さらに，異性の方からの言葉ということで，つらい思いをされていると思います。私は精神科に長年通院していますが，女性にしかわからない話は，たしかに同性のほうが通じやすいと感じるときもあります。ですが，親身に話を聞いてくれる看護師さんなら，性別は関係ないと思います。場合によっては，男性からの客観的なアドバイスで，冷静に自分を見直せることもあるかと思います。とはいえ，今回のケースの患者さんのように，「男性には私の気持ちはわからない」という考えの方がいるのも事実。あなたにはわからないと言われたら，「わからないこともあるけどお話を聞くことはできるので，困ったら相談してください」という姿勢で，女性患者さんと接してはいかがでしょうか。

ANSWER 3　神奈川県　ペンネーム さざなみさん

　私は統合失調症の女性です。質問者様は，女性の悩みに共感したあたりさわりない答えだったと解釈させていただきます。たしかに男性には話しにくい女性特有の悩みもあります。そういうのは女性のほうが話しやすいです。特に人間関係などは男性って機微に疎いと感じます。男性だからと言われてショックだったのかもしれませんが，実際彼女たちの話をどこまで親身に受け止めましたか？　表面上の模範解答だったりしませんか？　もちろん，あくまでお仕事ですから本心では間違ってるって思っても「そうなんだ，大変だね」などと声をかけなければいけないこともあるかと思います。ただ，人によって共感だけしておけばいいというわけではないと思います。アドバイスがほしい人もいるし，答えは出てるけど迷ってる人もいます。「そうだね～。ただ僕はこう思うな」など，一度受け入れて自分の考えを言ってみるのもいいのではないでしょうか。

ANSWER 4　群馬県　ペンネーム こだぬきさん

　私も「子どもがいる女性患者」ですが，入院時男性の主任さんから父親の側からの子どもや妻に対する思いを聞く機会があり，夫との関係のうえで大いに参考になりました。女性には知り得ない「男性側からの視点」を教えることは男性にしかできません。また，閉鎖された人間関係のなかで「女だけ」というのはきついものがあります。それを救ってくれるのが男性の存在です。病歴は30年近くにおよび入院経験も多いので，いままで多くの男性看護師の方々にお世話になってきましたが，女性の多い職場にあえて勤務しようと思うような男性は，男性の多い職場にあえて勤務しようと思うような女性と同様，多かれ少なかれ，やる気と志をもった方々だと思います。男性看護師の方々といままでいろいろ話したことが思い起こされます。そんな私ですから，子どもは男の子ですが，できれば看護師になってほしいと思っています。

ANSWER 5　埼玉県　大野美波さん

　男性も苦労が多いでしょうが，それ以上に女性も苦労しているんですよ。だからつい言葉にしちゃったお2人を許してあげてください。男性にはわからないものはあると思います。人間関係の難しさや，体のことなど。けれど，男性にしかわからないこともあると思います。女性にしかわからない悩みを抱えてる方は女性が看ればいいんです。でも気を落とさないでください。あなたの出番はきっとあるはずです。私は男女はあまり気になりません。男性でも相性のいい人がいれば，女性でも相性の悪い人もいるのです。あなたが男性なのは動かしがたい事実ですが，努力することはできます。「女性が看ればいい」と申し上げましたが，人によっての最終案であって，まず，あなたが女性の悩みや気持ちを理解する勉強をしたらいいと思います。患者さんにも「女性の悩みを心から理解したいので勉強させてください」といえば，誠意は伝わるのではないでしょうか。

ANSWER 6　千葉県　ペンネーム 髙見青磁さん

　女性患者さんの，男性にはわからないという発言には2重の意味があると思います。1つは，単に男性にはわからないよねという確認です。ただ，そのことを女性は最初からわかっています。なので，解決策を求める類いの相談ではないと思います。もう1つの意味は話を聞いてほしいというメッセージではないでしょうか。手垢にまみれた例えになりますが，「私と仕事のどっちが大切なの？」という女性の発言は，二者択一の結論を出してほしいという願いではありません。端的に言うと，「私の話を聞いてくれるの？」という意味だと思います。つまり，女性患者さんが確認しているのは，この人は私の話を聞いてくれるだろうか，ということだと思います。難しいかもしれませんが，患者さんがホッとするまで話を聞いてさしあげることが大切だと思います。男性か女性か問わず，相談をもちかけられるのは頼りにされているからだと思います。

第9回精神科認定看護師受講資格審査

精神科認定看護師教育課程の平成27年度受講生を下記のとおり募集します。

(1) 募集人員　100名
(2) 出願期間　平成26年9月1日(月)〜平成26年9月30日(火)(必着)
(3) 出願資格　別記,表1(1)〜(2)の条件を平成26年9月30日時点で満たす者。
(4) 出願書類　別記,表2(1)〜(4)
(5) 審査日程　平成26年11月5日(水)
(6) 審査会場　下記の①〜③より1つの会場を選択
　　①東京会場(東京研修会場)　②京都会場(京都研修センター)
　　③福岡会場(日精看ネット九州)
(7) 審査科目　小論文,書類審査
(8) 出願先　出願書類は,小論文の審査を受ける会場へ送付。
　　①東京会場:〒108-0075　東京都港区港南2-12-33 品川キャナルビル7F
　　　　　　　　日本精神科看護協会　受講資格審査出願係
　　②京都会場:〒604-8166　京都府京都市中京区三条通烏丸西入御倉町85-1 烏丸ビル8F
　　　　　　　　日本精神科看護協会　京都研修センター　受講資格審査出願係
　　③福岡会場:〒810-0005　福岡県福岡市中央区清川3-14-20　福精協会館2F
　　　　　　　　日本精神科看護協会　日精看ネット九州　受講資格審査出願係
(9) 資格審査料　会員:15,000円,非会員:25,000円
　　資格審査料は出願書類を受理した後,振込用紙を送付。
(10) 審査結果　平成26年12月9日(火),本人へ書面による通知。当協会ホームページでも公表。
(11) その他
　　出願にあたっては,「第9回精神科認定看護師受講資格審査のご案内」(7月発行予定)を参照すること。受講資格審査の詳細は,当協会ホームページで7月に公表の予定。

表1　出願できる者の条件

(1) 日本国の看護師の免許を有すること。
(2) 精神科認定看護師として必要な実務経験を積んでいること。ここで必要な実務経験とは,看護師の資格取得後,通算5年以上の精神科看護実務に従事していること。
　①出願者は,臨床で実務を行っていること
　②出願者が臨床で実務を行っていない場合は,精神科看護を実践する場を1か月に28時間以上(週7時間程度)もち,それを証明すること

表2　出願書類

(1) 精神科認定看護師受講資格審査出願書(様式1)
(2) 受講資格審査出願者勤務状況証明書(様式2-1)
(3) 精神科看護実務経験報告書(様式2-2)
(4) 看護師の免許証の写し

*日本精神科看護協会ホームページからダウンロードできます(7月以降)。

1/2フィクション

過古のひと
夜明け前の看護譚

重黒木 一
じゅうくろき はじめ
慈友クリニック（東京都新宿区）

イラスト：長谷川貴子

第5回 鏡に映る情けない自分の顔

1979年初冬，11月末。

　篤君は18歳。中学校を卒業後パン工場に勤めたが，間もなくして同僚から「仕事がのろい」「愚図だ」と罵られるようになった。それを皮切りに，相手が自分を馬鹿にしているのではと被害的念慮が出現し，仕事も休みがちになり，会社の寮に引き籠るようになった。

　上司が，篤君の状況を母親に連絡したところ，母親は即座に寮に駆けつけ，出社しない理由を問いただした。すると篤君は大声をあげながら，椅子を振り回し暴れはじめた。この状況に恐れ慄いた母親は警察に保護を求め，精神鑑定を受け，緊急入院となった。

　入院当初は職員に対して「近寄るな，みんな回し者だ！」と，攻撃的な態度であったが，薬物療法で速やかに改善していった。しかし，その後はひととの交流を拒み，終日毛布を頭からすっぽり被り，引き籠る状況であった。

　時折「健康のために少し動いたほうがいいよ」と，声をかけると，いまにも消えいく蝋燭の炎のようなか細い声で「ヒトガコワイヨ，ナグラレル，イジメラレル……」と応える。

　篤君のその表情は，子猫が猛犬に追いかけられて行き場を失い，床下に潜り込んで震えているようにも見えた。

「だれが怖いの？　そのひとがいじめるの？」

「怖いから話したくない」
「いじめるひとに理由を聞いてみるから、だれか教えてくれるかな」
「……」
　反応はない。毛布に包まったまま微動だにしない。
　篤君は、包まっている毛布のわずかな隙間から周囲を窺っているようだ。そして置物の石みたいにピクリとも動かない。しかも目は一点のみを凝視し瞬きもしない。
　こうして怯えている篤君への無理な介入は、憎悪感情を惹起して、いま以上に精神のバランスを崩す恐れがあると思ったので、私は少し間をとり観察することにした。
　しかし、1か月経過しても一向に病状の改善が見られなかったため、主治医は入院時の精神錯乱状態から『精神分裂病』と診断を改めた。

*

　それから2か月が経過したある日、生活指導*を行っていた看護婦より、篤君の部屋から鼻をつく異臭がすると報告を受けた。その臭いは食べ物や汚物をしばらく放置したかのような、表現しがたい臭いであるということであった。
　篤君に「臭いがするので、ちょっと寝床を確認させてください」と伝えると「嫌だ」と拒否された。「臭いがすると同じ部屋のひとたちに迷惑がかかるから協力してください」と、再度お願いするも、やはり「い・や・だ！」と、力強い言葉できっぱりと拒否され、自分のテリトリーから頑として動こうとしなかった。
　篤君はそんな私を、狙った獲物に照準を合わせた虎のような鋭い眼光で睨みつける。その眼光に、なんとも言い難い恐怖を覚えた。
　だからと言って、臭いの問題をこのまま放置しておくことはできない。看護婦2人がかりで彼の腕を掴み、抱きかかえて動かそうとした。すると、「何すんだよ、ふざけんなよ！」と、必死の抵抗がはじまった。私は怯むこともなく、いつも座っている場所から強引に移動させた。するとその瞬間、強烈な臭いが鼻腔から頭頂部にかけて素早く駆け抜けた。思わず私の顔面は歪んだ。
「くぅさい……な、なんなんだ、この臭いは……」
　畳は焼け焦げた跡のようにどす黒く変色しており、手で圧迫してみるとぶよぶよと凹む。自転車のチューブのような弾力だ。しかも床板が見えるほど完全に腐りきっていたため、すぐに交換することとなった。

*

　また、身体もベトベトしていたので入浴を勧めてみた。
「畳もきれいになったから、身体もきれいにしましょうか」
「やめてくれぇー！　またかよ、もうやめろよ！　な・に・す・ん・だ・よ・ぉー！」と、トンネルの中で車のクラクションが反響しているかのような甲高い声。
　しかし、このままの状態を黙認していれば同じことのくり返しになる。数名の応援を得て風呂場へと誘導することにした。
　脱衣場で、茶色のジャンパーを脱がすと、ちり紙とくしゃくしゃになったこげ茶色のランニングが目の前に飛び込んできた。その色に、な

ぜか私の胸は異様に高ぶった。"ドクッ，ドクッ"と力強い心音が耳の中で響くのを感じた。

ランニングを脱がすと，予想どおり斑模様で象の身体を連想させるどす黒い肌が露出した。その肌ざわりは，まるで道路のアスファルトを撫でているかのようである。

浴場のお湯をそっと身体にかけると，乾燥した砂漠に水を垂らしたかのように，一瞬にして皮膚に浸み込んでいく。「わぁ，こりゃすごい」と思わず声が出た。

浴槽はセメントが剥き出しのため，表面がざらざらとして冷たく，温めたお湯はすぐに冷え切ってしまう。当初は湯船の中で手足をバタバタとさせて抵抗していたが，時間の経過とともに力尽きたのか，力がスーッと抜けて湯船にゆらゆらと浮きだした。

「気持いい？」

「あっ～あぁぁぁぁぁー神様が逃げちゃうよ。魂が抜け殻になっちゃうよー」

「どうして神様が逃げるの？」

「身体から離れていっちゃうから」

「大丈夫だよ。神様だけは洗い流さないから」

「ホント……に，そんなことできるの？」

「私にはできます。だから安心してね」

私は先ず身体をタオルで包み，お湯を少しずつかけながら予備洗いをしたが，驚くことに皮膚の表面がなかなか泡立たない。ひたすらに石鹸を泡立てた。そして静かに身体を洗った。

再び湯船に入れると固い皮膚が少しずつふやけてきた。その軟らかくなった部分をていねいに剥がしていくと，薄ピンク色の皮膚が顔を覗かせる。湯船は，大型タンカー船の座礁事故により重油が海水の表面に浮いているかのようであった。

篤君はきれいになっていく自分の身体を，目をくりくりさせながら，無念そうにジーッと見つめている。

「あ～あっ。神様が逃げちゃった。逃がさないと言ったくせに」

「大丈夫。神様は篤君から逃げていないよ。逃がさないように洗ったから。仮に神様を洗い流したとしても，別なところで篤君を静かに見守っていると思うから安心してね」

＊

入院してから半年が経過した。

病状も憎悪・寛解をくり返しながら慢性化してきた。日常的に洗顔，歯磨き，入浴などは，声をかけなくても行えるようになったが，相変わらず他人に対する不信感と被害感は残存していた。

そんなある日，他の患者さんのラジオから流れてくる歌謡曲に食い入るように耳を傾けている篤君がいた。

「音楽好きなの？」

「別に……」

「そういえば篤君はラジオをもっていないね。音楽が好きならラジオがあったほうが楽しいね」

「……」

黙っている。

ラジオの音楽を聴いている篤君の緩やかな表情は，それまで見たことがなかった。うれしくなった私は早速，レクリエーション用のラジオ音楽を部屋で流してみた。同室のひとたちは不思議そうにしていて関心を寄せなかったものの，篤君は興味津々に，瞬きも忘れるほど食い

入るように聴いている。

　私は部屋のひとたち全員に「今日から，毎日ラジオ音楽をみなさんに届けることにしました。料金は頂きません。無料でお届けします」と，冗談気味に伝えたところ，部屋にいた何人かは「まじかよー」と，ニヤニヤと嘲笑していた。

　「篤君も聴くだけは無料だから，希望の曲があったら教えてね」と伝えると，「うん」と，口角を少し上げてうれしそうな表情を見せた。

　「篤君，ラジオが本当に好きなんだね」

　「お・も・し・ろ・い・よ」と，はきはきと応えた。それは水を得た魚のようであった。

　篤君の屈託のない表情を目の当たりにした私は，毎日のようにラジオを持参して訪室した。するとある日のこと，「グループサウンズの歌が聴きたい」という発言があった。

　「グループサウンズっていいよね」

　「7人ぐらいのグループだよ。テンプターズとか，タイガースなんかがそうだよ」

　「わかった。そのグループのカセットを探すね」

　「えっホントに。絶対だよ。嘘ついちゃだめだからね」

　翌日，頼まれたカセットを持参すると，即座にラジカセにセットし，その歌を口ずさむ篤君がいた。それから音楽を聴きながら食事をするのが篤君の習慣になったようである。

　しかしそんなある日，いつものように音楽を聴きながら食事をしていると，突然，他の患者さんに「うるさいよ，ラジオを消せよ！」と恫喝されてしまった。びっくりした篤君は咄嗟に「ごめんなさい」と言って食事を中断した。この予期せぬハプニングに私自身も戸惑いながら，「篤君，ごめんね。配慮が足りなくて。恐かったね。音楽が好きなひとと嫌いなひとがいるから配慮しなければいけなかったね」と，陳謝した。

　そのことで反省した私は，その次からイヤホンを使用するように勧めたのだが，ある看護婦からは，私と篤君のこうした執拗なやりとりのような個別的な援助に，他の患者さんは嫉妬していたのではないかとも言われた。

＊

　それからしばらくは他の患者さんに脅えていたが，ある日，誘導もなしに，突如として篤君が食堂の定位置に座り，食事をしている姿に私は驚いた。

　「誘わなくてもよく食堂に来られたね。もう大丈夫かな」

　「うん」

　「これからは誘わなくても食堂に来られるかな」

　「うん，がんばってみる」

　私は，とにかくこれで自立に向けての第一歩が踏み出せたなと思い，「また明日ね」と声をかけ立ち去ろうとした。

　その瞬間，篤君が突然豹変した。

　「ウウーッ……」と，犬が喧嘩の際に身構えるような声で，しかも息を詰まらせながら，トイレの方向に一目散に走り出し，トイレに立て籠ってしまった。驚いた私は後を追いかけた。そして篤君の入っているトイレのドアを"ドンドンドン！"と強く叩いた。

　「篤君どうしたの！？　何かあったの？」

　「こわい，こわいんだよ」

　「何が恐いの，誰が恐いの？　何があっても

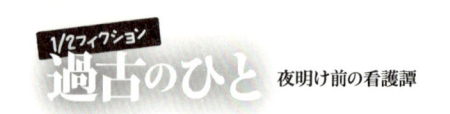

1/2フィクション 過古のひと 夜明け前の看護譚

篤君を責任もって守るから安心してよ」
「いやだ。いやだよ」と，一向にドアを開けようとしない。
　私も必死に声をかけたが頑に抵抗した。少しでもドアを開ける素振りをしようものならば，両足で踏ん張り，両手に力を入れて開かないようにと抵抗した。
「心配だから開けてください」
「嫌だ！」と，絶対に開けようとしない。その後，数分間にわたり，開ける／開けないの押し問答が続いた。
　この状況に，同僚の看護婦は「少し様子を見たほうがいいんじゃないの。篤君は怖いから開けないと言っているんだから，開けないほうがいいよ」と話した。その言葉に，私はハッとさせられた。篤君の不安な心情を考慮しないまま，早くトイレから出そうとしていた私の行為は，むしろ不安を助長させ，恐怖感を煽っていたのかもしれない。

＊

　閉じこもってから2時間が経過した。
　時折，ドアのわずかな隙間から顔をちらちらと覗かせていたが，やがて恐る恐るとトイレから出てきた。
「やれやれ，とにかくひと安心」と，思ったのも束の間，トイレのほうから"ガシャン，ガシャン，パリン，パリン"と耳元を切り裂くような音が響いた。驚きのあまり，思わず淹れたての熱いお茶を一気にゴクッと飲みこんでしまった。胸が焼けついた。咄嗟に「アチチチッ，アチィ」と声に出しながら，私はトイレの方向へと一目散に走った。

　そこには洗面所の割れた鏡の前で立ちすくむ篤君がいた。
「ガラスを割ったの？　怪我はない？」
「別に……保護室に入ればいいんでしょう」
「ガラスを割った理由だけでも教えてもらえないかな」
「もういいよ。誰も信用してくれないから」
　ふと右手に目をやると，手の甲が紫色に変色して腫れ上がっている。手当を勧めるが応じてくれない。篤君は鼻水を"ズル，ズルリ"と啜りながら，「ウッウッッッ……」と声を詰まらせて，「やめてくれよ。もうお節介はたくさんだ！」と，怒りの感情を露わにした。
　私は直ちに医師に連絡した。

＊

　その医師は若い医師であった。
　泣き崩れる篤君を見るなり「どうしちゃったの。ガラス割っちゃったの。弁償だな。どんな理由があろうとこんなことをしちゃ駄目だよ」と，叱責した。
　その瞬間，「ナンダトォ！」と般若のように敵意剥き出しの形相を見せる。そんな篤君に，医師は毅然とした態度で怯むことなく「手を見せて」と手を掴んだ。しかし「やめろよ，勝手に触るなよ！」と，その手を振り払ってしまう。医師は「黴菌が入ってしまうから消毒だけでもするよ」と，半ば強引に治療をしようとすると，篤君は左手で右手の拳を押さえ，座ったまま両足で医師の腹部を蹴ろうとした。このままでは暴力行為に発展する可能性があると判断した医師は，鎮静剤注射の指示を看護婦に出した。
「何があるかな，エルピー（レボメプロマジン）

にしようか」

　看護婦に向けた医師のその何気ない言葉を耳にした篤君は，一瞬顔色が蒼白となり，唇をブルブルと痙攣させながら，「コノヤロー！　フザケヤガッテ！　コノオレガナニワルイコトヲシタッテンダヨ！」と，怒りを露わにし，看護室から出ていこうとした。

　その行動に医師は「駄目だ，静かにしなさい！」と，大きな声で制止した。すると「なんだとぉ，なんで注射なんかすんだよ！」と，医師の髪の毛を掴んだ。私は咄嗟に「篤君，やめなさい！」と，羽交い絞めにした。

　すると，その怒りの矛先は私に向かってきた。私は一瞬後ずさりした。

　その瞬間，私は突き飛ばされてしまった。慌てて周囲の職員数名が篤君を制止した。すると，篤君は「チクショウ」と投げ台詞を発して戸外に向かって猛烈な勢いで走りはじめた。

　篤君のスリッパの音が"パタ，パタッ，パタッ，パタアン"と，狭い廊下にリズムよく反響する。私はその後を追いながら，「篤君，どうしたの」と，声をかけた。

　「みんな敵だよ。お前だけは信じていたのに」
　「私を含めてみんな敵じゃないから，少し落ち着こうよ」

　走りながらの会話はとにかく息が切れる。「ハァハァハァー」「ハッハッハッ」と，互いの粗々しい息遣いが大気中に吸収されていく。

　ようやく追いつき肩に手をかけると「うわぁー！　離せよー！」と，全身全霊の必死の抵抗が始まった。身体は岩石のように硬く，その怒声は彫刻刀の先端みたいに鋭く耳元に突き刺さる。このままだと互いに心身ともに傷つくと判断した私は，大至急，他の病棟の看護婦に応援を依頼した。

　素手で廊下の壁を殴っている篤君を，駆けつけた3人の職員が静止しようとしたところ，恐れていた取っ組み合いがはじまった。

　"ドスン，パタン，ガチャン，ドスドスドス"と，取っ組み合いの音が入り乱れ，日常では聞きなれない音が独特の変調を奏でる。「くそっ，離せよ！　くそっ，離せよ！」と，篤君の声も私の荒い息遣いに消されて遠のいていく。

　「はぁはぁはぁ……，ふう，はぁはぁ，ふう……」互いの呼吸が耳の奥で反響する。1分，いや2分以上は経っただろうか。取っ組み合いをしている時間はとても長く感じられた。

　篤君のシャツはビリビリと破れ，私の白衣も無残に引き裂かれ，背中が丸見えの状態となっていた。そして手を緩めたその瞬間，篤君は再び，病院の外へと飛び出していった。

＊

　私は篤君の後を必死に追いかけたが，なかなか距離は縮まらない。再び息が苦しくなり，呼吸はやかんから蒸気が噴き出すような荒いものへと変わっていった。その苦しい呼吸音も，周囲の雑音や生活音にかき消されていく。

　やっとの思いで追いついたその瞬間，道路の真ん中で，再び2度目の取っ組み合いがはじまった。

　私は，篤君の強力なタックルによりアスファルトに激しく叩きつけられた。ジャリジャリとした冷たいアスファルトの感触を頬に感じたとき，"このまま殺されるのではないか"という恐怖に襲われた。徐々に意識がぼんやりとしていく。「モウ，ダメダ」と死を覚悟した。

　そんなときだった。たまたま通りかかったタ

クシーの運転手が「大丈夫か！？　警察を呼んだぞ！」と声をかけてくれたようだが，意識が朦朧としていたのではっきり自覚できない。通報を受けた派出所の高齢のお巡りさんが，よっちら，ぎっちら，と古い自転車のペダルを漕ぎながらでやってきた。

　篤君は警察官の姿を見て，おとなしくなるかなと思いきや，その予想は完全に裏切られた。かえって火に油を注いでしまったのだ。

　格闘の相手は，今度は私からお巡りさんへと代わった。収拾がつかなくなったお巡りさんは，無線で応援を要請。数分後"ウーッ，ウーッ！"と，けたたましいサイレンを鳴らしながらパトカーが近づいてくるのがわかった。そのサイレンの音に驚いた近所の人が，十数人の野次馬の人だかりとなり，あたりは騒然となった。

　「これで助かった……やっと終わる」と，サイレンの音に，私は妙な安堵感を覚えた。

　最終的に篤君は，警察官の力に屈したのか，それとも反撃するエネルギーが尽きたのか，ようやく落ちつきを取り戻し，静かになった

*

　病棟に戻ると，篤君は保護室に入ることになった。

　「どうですか。身体の調子は？」

　「ずっと落ち着いているよ。落ち着いていないのは先生やみんなだよ」

　「あのときはお互いを危険から守るためにああするしかなかったんだ」

　「もういいよ」

　「それはそうと，どうしてこんなことになっちゃったのかな。鏡を割っちゃったり，暴力をふるったり。それだけでもいいから教えてくれないかな」

　しばらく俯いていたが，私だけにということで，その理由を語りはじめた。

　「実は，食堂に行こうとしたら，山崎さん（10年以上入院している患者さん）と肩がぶつかったんだ。僕は咄嗟に『ごめんなさい』と謝ったけど，山崎さんは『気をつけろ，馬鹿野郎！』と，大きい声で自分を恫喝した。僕はすぐ謝ったのに，しかも山崎さんのほうからぶつかってきたのに，反論できなかった情けない自分が悔しかった。正直言って，僕も『なんだ，この野郎！』と反発したかったけど，山崎さんは体が大きくて，しかも力も強そうで，喧嘩したら完全に負けちゃうと思った。もう我慢するしかなかった。悔しくて，悔しくて，涙が出てきそうだった。その情けない顔を他の人たちに見られたくないので洗面所に行った。するとその洗面所の鏡に自分の情けない顔が映った。その表情を見たら，無性に悲しくなり，発作的に"悪いのは僕じゃない"と，鏡に映っている自分を殴ってしまった。そうしたら鏡が割れてしまった。それなのに看護婦さんやお医者さんはおかしいと，安定剤を注射して保護室に入れようとした……」

*

　病棟にはさまざまな病状のひとが混在している。そのなかで，この篤君のように，暴力や器物破損などを起こすと，理由を解明しようともせずに，「病状」という視点からのみ，その対策を講じてしまうことがある。

　『精神分裂病』の幻覚妄想状態は，被害妄想，

関係妄想，追跡妄想など，実はその病状の背景には，ほとんど「ひと」がかかわっている。さらに「○○が自分に危害を加える」という受動的な妄想体験が多い。そのひとの事象を，病気という視点のみから判断するのではなく，なぜその行動に至ってしまったのか，その背景を巨視的な視点で洞察していくことの大切さを，私はこの出来事から学んだのだった。

＊当時は「生活指導」という言葉が精神科看護のスタンダードな位置を占めていた。そこでは"規則正しい生活"を標榜し，道徳的，かつ常識的なことを模範的に指導していく。それは失われた精神活動に能動的に働きかけることで，患者に対して何かをしてあげているという自己満足によるところが大きかった。しかし，患者からすると，自分の生活を指示的にコントロールされているという意識があり，その指導に反発するひとが多かった。しかし反対に，依存的になるひともいて「自立」が損なわれることもあった。

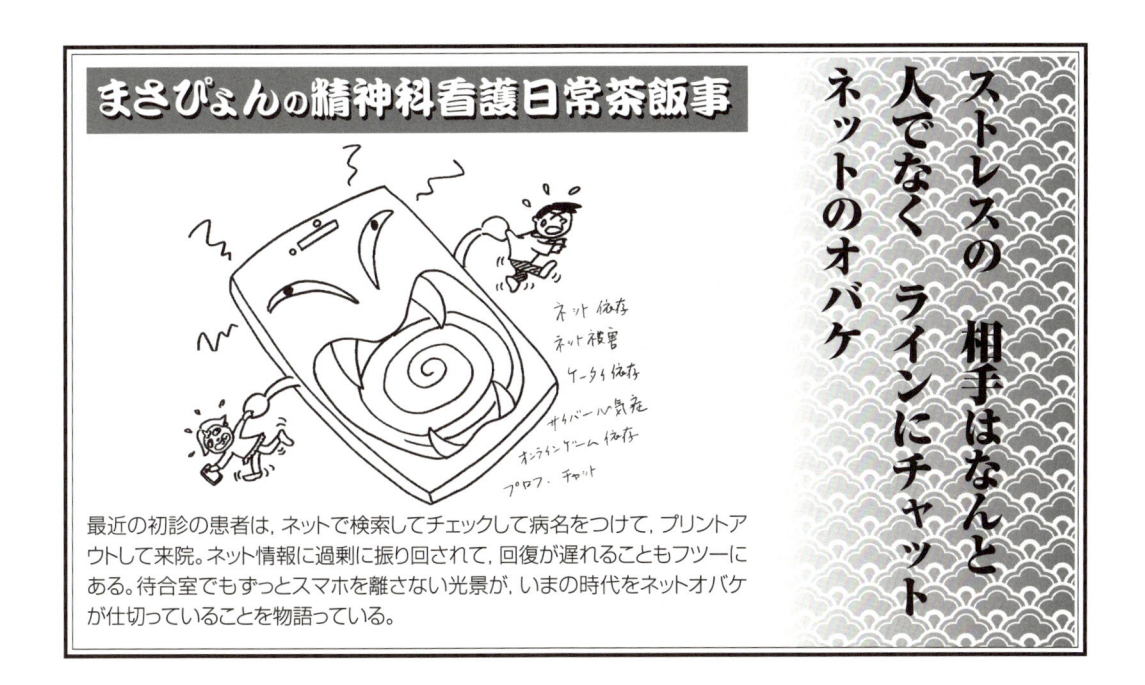

まさぴょんの精神科看護日常茶飯事

ストレスの相手はなんと人でなくラインにチャット　ネットのオバケ

最近の初診の患者は，ネットで検索してチェックして病名をつけて，プリントアウトして来院。ネット情報に過剰に振り回されて，回復が遅れることもフツーにある。待合室でもずっとスマホを離さない光景が，いまの時代をネットオバケが仕切っていることを物語っている。

喪失と再生に関する私的ノート
[NO.9 絶望と希望の狭間でスタート当初の混乱]

NPO法人相双に新しい精神科医療保健福祉システムをつくる会
相馬広域こころのケアセンターなごみ所長／精神科認定看護師

米倉 一磨 よねくら かずま

ついに開所のとき

　開所10日前の時点で，就業規則が決まっていなかった『相馬広域こころのケアセンターなごみ』では，急遽集められた職員5名で，2012（平成24）年1月9日のオープンに向けて12月29日，雪の舞う福島県立医科大学で話しあいが行われました。「まず出勤時間を何時にするか」。そこからです。

　スタッフはそこで，私に騙されたことを知るのです。リクルートした職員に告げた「大丈夫！　しっかりした仕事だから安心して」という心苦しい嘘がそこでばれたのです。しかし集まったスタッフは，この切羽詰まった状況に顔色を変えず，不満も言わず，任務を遂行していきました。しかし，後になって，「あのときは，騙された」と言われることがあり，これには返す言葉がありません。

　現在，当NPO法人は，2つの事業所体制ですが，それぞれ『相馬広域こころのケアセンターなごみ』では，ふくしま心のケアセンター事業（相馬方部），『訪問看護ステーションなごみ』は，精神障害者アウトリーチ推進事業と訪問看護ステーション事業を行っています。2011（平成23）年1月，開所時は相馬広域こころのケアセンターで，県から委託されたアウトリーチ事業1本で運営していました。震災後1年以内に法人をつくり，事業を展開してしまうことは稀です。現在被災地3県が行っているこころのケアセンター事業は，震災1年経ってようやく委託されました。ですから，官民がなんとかひねり出した事業であり，すべてが手さぐり状態で，委託する側も受ける側も混乱していました。

　幸いにして，当NPO法人は，震災直後からこの活動を行っている福島県立医科大学の心のケアチーム（県と福島県立医科大学の合同）から引き継いでいましたので，相双保健福祉事務所に3月までご協力をいただき，すべてが一からというわけではなかったのですが，それでも，毎日が忙しく過ぎていきました。

湧きあがる使命感

　約200ケースの要支援者を引き継いだのですが，そのすべてがアウトリーチ事業の対象者になるわけではなく，その分類作業と，引き継いだその他の被災者支援を行うことが委託事業の業務になるのかと，その矛盾に悩まされました。また，関係機関の一部では，当法人のような新米事業所へケースを任せてよいものかと，期待と不信感が混在し，さらに疲弊感が輪をかけて，感情をぶつけられたことが幾度もありま

坂田三允
さかた みよし
多摩あおば病院看護部顧問（東京都東村山市）

Miyoshi SAKATA
TADAYOI ESSAY

子を見なければ確実なことは言えない」ということで，とりあえず，ICUのようなところに入室することになった。その後，連絡を受けた次女も合流して私たち母娘は看護師さんからの説明を受けるために，廊下のベンチで待っていた。まだ病棟には夜勤者と早出の看護師さんしかいなかった。1人の看護師さんが「すみませんね。もうしばらくお待ちください」と何回か断りに来てくれて，私たちはあまり待たされたという感じはしなかった。

話が終わって，2人で5分以内であれば面会できる，ということで娘2人が会いに行った。

帰宅途中で彼女らが怒りを込めて言う。「この病院はよくない。左目が開いたままで涙が出ているからティッシュで拭こうと思って看護師に聞いたら，嫌そうな顔で使いかけの箱を渡してさ。使いかけなのに『後で新しいのを返してください』って言ったんだよ。どういうこと」。帰宅してからは孫も含めてネットでいろいろ調べては悪口を言っている。たしかに看護師の悪口がいろいろ書かれているが，少なくとも私は嫌な思いはしていない。「さっき話した看護師さんは全然問題なかったじゃない。夜勤明けで疲れていたのかもしれないし，入院したてで持ち物がないということがわからなかったのかもしれないじゃない」などと言っても，なかなか納まらない。いやいや恐ろしい。病院の評判は1人の看護師の態度で左右されてしまうのだ。

あわただしい1日が終わり，次の日の予定を立てていると，長女がしみじみと言った。「絶対にお父さんを施設なんかに入れない。私が面倒みる」と。彼女は，似たもの親子なものだから，父親に対する気持ちがアンビバレントで，傍目に見ていると「好き」だからこそ反発もした。一方で，認めてもらいたいと願っていることがよくわかるのに，決してそれを認めようとはせず，「お父さんが寝たきりになっても絶対面倒なんかみないから」と言っていたのだ。つい2〜3日前にも，そう言っていた。だから私はやっぱりねという思いで，「あらま，ありがとう」と軽く返した。

そこまでは，とてもよかった。

ところが，2日目。娘は考えすぎた。わが夫が「みんなに迷惑かけないようにぽっくり逝きたいと思っていたのに，最悪の事態になってしまって悪いな」などと柄にもなくしおらしいことを言うものだから，これまでずっと反発して，父親の面倒をみてこなかったことを後悔しはじめたのだ。「もっと体のことを考えて食事の支度をすればよかった」とか，「本人が飲みたくないといっても無理にでも，ちゃんと血圧を下げる薬を飲んでもらえばよかった」とか，私に言わせれば「あなたがいくら準備したって，あの人は絶対に自分の好きな物しか食べないから。あなたのせいなどではない」のだが，本人はなかなかそうは思えないらしく（私と異なり基本的にネガティブ思考），ぐちぐち言っている。

リハビリが順調に進み，夫にできることが増えれば，夫のしおらしい言葉などもうお願いしても聞くことはできないだろうし，娘の反発も復活するに違いない。落ち込まれるより派手に喧嘩していてくれたほうがいいな〜と思う私であった。

Book of the month
書籍紹介

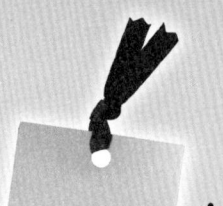

メンタルヘルス・ライブラリー33
精神保健福祉法改正
太田順一郎　岡崎伸郎 著　批評社　定価（本体1,800円＋税）　2014

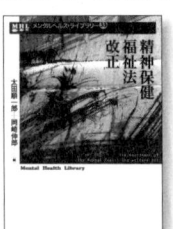

精神保健福祉法2013年改正は「改正」だったのか！？（中略）精神保健・医療・福祉の構造的・普遍的問題を多様な視点から検証し，抜本的制度改革の方向性を明らかにする。（帯より）

事例でわかる
教師のストレス対処法
岡田謙 著　金子書房　定価（本体2,000円＋税）　2014

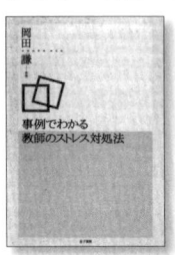

「保護者対応」「学級崩壊」「同僚・管理職との人間関係」「過度の仕事」「教師としての役割」「自分の性格」……。さまざまな理由から困難な状況に陥っている教師の方々に，事例をふまえて，そこから生じるストレスへの対処法を紹介する。（帯より）

精神病理学の歴史
精神医学の大いなる流れ
エルヴェ・ボーシェーヌ 著／大原一幸　高内茂 訳
星和書店　定価（本体4,500円＋税）　2014

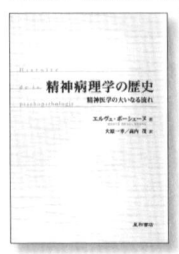

現代までの精神病理学の流れを，フランス学派の独自性を保ちつつ，大きな偏りのない客観的な立場から俯瞰する。フランスで版を重ねた良著。（帯より）

治療的アセスメントの理論と実践
クライアントの靴を履いて
スティーブン・E・フィン 著／
野田昌道　中村紀子 訳
金剛出版　定価（本体4,500円＋税）　2014

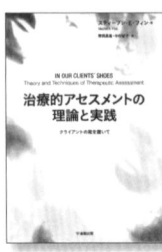

アセスメントを巡るクライアントと家族＝カップルの共同作業のなかに，査定者はクライアントの想像を超えたクライアント自身の「物語」を発見する。査定者—クライアント—家族が輪舞するアセスメントが，真に治療的でヒューマニスティックであるための19の断章。

ユマニチュード入門
本田美和子　イヴ・ジネスト　ロゼット・マレスコッティ 著
医学書院　定価（本体2,000円＋税）　2014

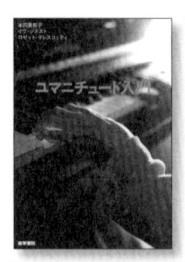

認知症ケアの新しい技法として注目を集める「ユマニチュード」。攻撃的になったり，徘徊するお年寄りを"こちらの世界"に戻す様子を指して，「魔法のような」とも称されます。しかし，これは伝達可能な《技術》です。（帯より）

実体験に基づく強迫性障害克服の鉄則〈増補改訂〉
田村浩二　星和書店
定価（本体1,800円＋税）　2014

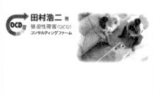

強迫性障害は不治の病ではありません！強迫性障害は，人生をめちゃくちゃにしかねない怖い病気ですが，その特徴をよく捉え，正しい行動をとることによって十分改善する可能性があります。（中略）強迫性障害は，乗り越えれば，本当に何てことはないのです！（帯より）

摂食障害：見る読むクリニック
DVDとテキストでまなぶ
鈴木眞理　西園マーハ文　小原千郷 著
星和書店　定価（本体1,900円＋税）　2014

治療中の人も，治療で迷っている人も，すぐにかかれる病院が身近にない人も！この本を「受診」してください。摂食障害の治療内容と病気への対処法，回復への道を知れば，もう怖くありません。さあ，本書で摂食障害の治療を体験してみましょう。（帯より）

モーズレイ摂食障害支援マニュアル
当事者と家族をささえるコラボレーション・ケア
ジャネット・トレジャー　ウルリケ・シュミット　パム・マクドナルド 著／
中里道子　友竹正人 訳
金剛出版　定価（本体5,400円＋税）　2014

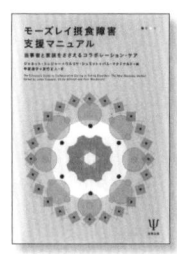

エビデンスに裏打ちされた認知行動療法，家族共同治療ユニットとしての「CRAFT」（コミュニティ強化と家族訓練），変化の技法としての「動機づけ面接」を駆使した，英国モーズレイ摂食障害ユニット発・摂食障害マニュアル決定版。（表紙そでより）

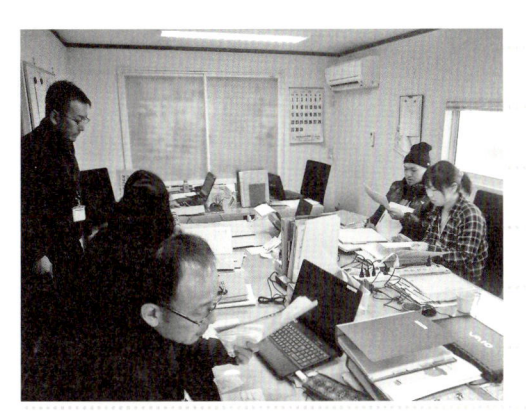

写真1　開設当時の事務所の様子

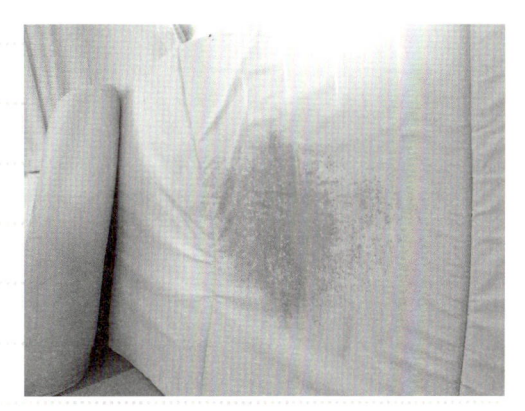

写真2　戒めとなった布団のカビ

した。「自分たちも被災者であり支援者なのに、この仕打ち……」という感情を表に出さないようにすることがいちばん堪えました。さらに当時は、現在は医療法人社団である『メンタルクリニックなごみ』内に事務所があり、改装した狭いスペースにスタッフが詰めており、誰かが立たないと外に出ることができないほど狭く、精神衛生上よくない環境でした。

　土日を返上した忙しい日々が続くなかで、いちばん神経をすり減らしたのは、取材者への対応です。国内外のメディア、支援者などが詰めかけ、その対応をしなければならないのです。私には、取材の経験はなく、どのように発言するのがよいのか、何を求めているのか、よくわからないまま対応していたと思います。いちばん印象に残っているのは、『NHK福祉ネットワーク』の取材です。あたりまえですが、障がい者に同意を得て取材の許可を得るのですが、事業はまだ始まったばかり。関係性を結ぶ前の段階です。本当に個人情報が洩れていないかと、渋谷にあるNHKまで映像をチェックしに行きました。心のケアの活動をどのように訴えていくか、周囲と自分の考えを施策に反映させなければならないという使命感が出てきたのはこのころからです。

10年ぶりに病を患う

　人一倍健康に気を配り、ここ10年くらい風邪ひとつひいたことのない私でしたが、経験したことのない高熱と発汗に襲われました。いつものように出勤すると、全身筋肉痛のような感覚があり、特に頸部が重くなりました。自分の健康体を過信していたのか、そのときは「風邪のはずはない」と励ましていましたが、歩行も困難となり、スタッフに勧められ受診。そのまま5日間くらい自宅療養となりました。経験したことのない高熱と悪寒、忙しい時期に休んでしまうことの悔しさ。回復後、布団を干そうとすると厚さ15センチの低反発マットの裏側に見事なカビが生えていました。このカビの写真は、「無理はしてはいけない」という戒めとして大事に保管しています。

（次号に続く）

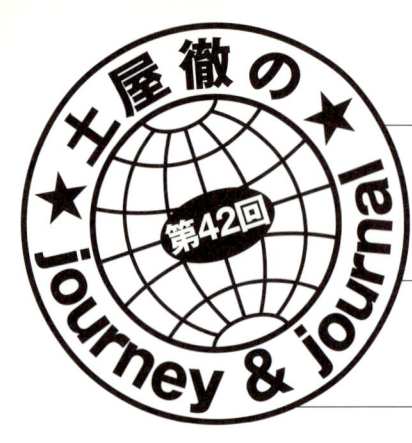

土屋徹の journey & journal

第42回 どうなってしまうんだろう……

土屋徹，office 夢風舎 舎長。その他，クリニックに勤務しながらフリーランスとして全国を飛びまわり，精神保健福祉関連の研修を行う土屋さんが，〈個人的に肌で感じた〉，看護師さんが知っておいて損はない精神保健医療の動向とニーズを紹介します。

信じられない会話

　冷夏という予想もすっかり外れ，毎日猛暑が続く夏真っ盛りです。地方に仕事に行ったときにも，ついついビールを飲みたいという気持ちを抑えきれずに，居酒屋に向かってしまう今日このごろです。そんなある日，一気に酔いが醒めるような話が耳に入ってきました。

　ある地方の居酒屋でのことでした。男性2人がカウンターでお酒を飲んでいて，私はすぐ近くに座ってお酒を飲んでいました。すると「統合失調症は，必ず事件を起こすんだよね」「リストカットなんて，遊んでいるだけだよ。ほんと，めんどくさいよね」「ほら，○○病棟の横の通路。あそこから飛び降りれば死ねるのにね。絶対そこからは飛ばないんだよ」「ちょっとドアノブに引っ掛けて首をつっても，死ねやしないさ」「せっかく面接に時間をつくったのに……俺はあいつのこと，信用なんかしてないさ」といった会話が聞こえてきたのです。どうやら，精神科病院のスタッフのようでしたが，最後には「せっかくのデータなんだから，おとなしくさせとかなきゃね」という発言まで耳に入ってきました。一瞬，自分の耳を疑うと同時に，その2人のやりとりに耳を傾けている自分もいたのですが，まさか居酒屋でこんな話を聞くとは思いませんでした。

　いろいろ会話を聞いていると，某○○病院の医療スタッフであることがわかったのですが，その病院はその地方でも有名な病院です。まさか，その病院のスタッフが酒に酔っていたとはいえ，公共の場で，誰が聞いても耳を疑うような話を大声で話しているなんて……許せません。本当はそのとき，後ろから蹴っ飛ばしてやろうと思ったのですが，さすがにあきれる気持ちが強く，早々に会計をして店を出てしまいました。

　次の日の朝，研修会でそのときの会話をスライドに書き，参加者の方々に紹介したのですが，みんな驚いた顔をしながら「あきれたというか，こんな人たちが同じ業界で働いているなんて信じられない」と言っていました。読者のみなさんは，このことをどう思いますか？

ついでにいろいろと……

　ついでにいろいろ書いてしまいますが，ある研修会で事例検討などをしていたときに「○○さんはお風呂を促しても，常に拒否をするので困っている」とか，「夏になって暑くなってきたので服を着替えるように指導すると，○○さんはこの服がいいと，看護者が出した服を『嫌です』と拒否して困ります」といったようなことを話すスタッフと出会ったことがあります。この話の文脈をよくよく見ると，看護者の指導や発言に対して患者さんは「自分の意思や希望」

を伝えているだけで，その患者さんの言動が看護者の思いとは異なるということだけに過ぎません。しかし，医療者側の枠の中で患者さんをとらえようとするとき，患者さんが看護者の思惑と違うことをしようとすると，それは直ちに「拒否」と受け止められてしまうのだなと思いました。患者さんは「お風呂に入りたくないという気持ちを伝えた」「着替えることに対して，自分の意思表示を行った」だけなのに。

もちろん私自身もそうでしたが，昔は看護者側の視点を中心に，病棟の規則や決めごとといった枠組みに収まらない人は「わがままな人」「悪い人」「言うことを聞かない人」であるといったようなイメージを自分のなかにつくっていたように思います。そのため，夜中に起きていれば「不眠」であり，朝早く起きていれば「早朝覚醒」，嫌いな食べ物を残せば「食事未摂取」といったように看護記録にも書いてしまっていました。結局，看護者側の視点のみから記録を書いていただけなのだと思います。

あの議論についても

そうそう最後に，新聞やネットを通してみなさんご存知のことと思いますが（ご存知ですよね？），『病棟転換型移住施設』について，病棟で働いている看護者の方々はどのように考えているのでしょうか。私のまわりには「結局，病院という建物の中にいることは変わらない。病院が患者を手放さないで，経営を維持していくためにつくろうとしている制度だ」と厳しい意見を口にする方もいます。

しかしこの取り組みには，退院になかなか結びつかない患者さんを，鍵のかかる病棟ではなく，自由に生活ができる場に移行して，自分らしい生活を取り戻していくための措置として利用していこうという趣旨もあります。この場で「賛成／反対」の議論をしたい気持ちもありますが，この制度が単に「場所」や「名称」を変えるだけで，ご本人の生活を管理したり，スタッフが主体となるようなものにはならないように祈るばかりです。この制度は今後，法的に定められていく方向にあると思いますが，あくまでもご本人が自分らしい生活をめざすための一歩となるように，細かな内容を検討していってほしいものです。

★

今回は，居酒屋事件にはじまり，医療職に対する「どうなってんの？」という気持ちが先走るような内容になってしまいました。あ，すべての医療従事者が，今回書いたようなことをしているとは思っていません。患者さんと常に向きあいながら，ご本人の社会参加を応援している方もたくさんいます。

病院で働いていたときにはそうは思わなかったのですが，病院を辞めてからは「何が常識で何が非常識なのか」「誰が主体で物事が進んでいるのか」と悩むことが多くなりました。そんなことを想う，今日このごろです。

ブログ，よろしかったら見てください→
「つっち〜のお部屋　私のつぶやき」
http://tuchi-t.cocolog-nifty.com/

坂田三允の漂いエッセイ——102

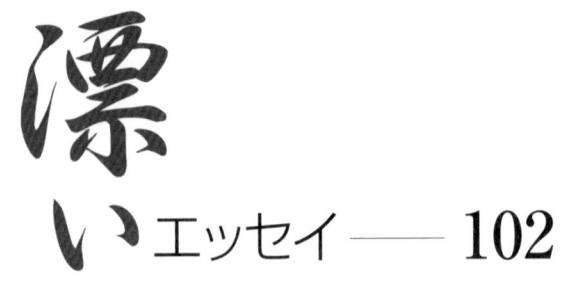

父と娘

　7月も終わりに近づいたある日，わが家の変人が脳出血で入院することになってしまった。

　前の日にいつもより早く就寝したせいか，私は3時半過ぎに目が覚めてしまって，誰も起きていない静かな時間にしかできない資料づくりに集中していた。4時を少し過ぎたころ，夫の眠っている部屋から小さな声が聞こえたような気がしたが，また寝言を言っているのだと思って無視をしていた。ところが，それから10分もしないうちに今度ははっきりと「ばあば」という声が2度続いた。寝言にしては大きいなあと思って「なあに」と部屋を覗くと「ゴミ箱もってきて」という。「ゴミ箱？　そこにあるでしょうよ」と言いながら（そのときはまだ寝ぼけているのだとばかり思っていた）電気をつけると，はっきり目覚めた顔の夫がいて「左が動かないんだよ。おしっこしたいんだけど」とやや呂律のまわっていない口調でいう。

　お互いに歳をとって，いつかはどちらかが倒れて寝込むのだと漠然と思っていた。とうとうその日がやってきたのだ。頭の中のスイッチを切り替え，とりあえず，ゴミ箱に排尿してもらったが，寝間着もかなり濡れていることに気づいた。意識はある。問題は麻痺だけ。よし，病院だ。と思ったころに，娘と孫が起きてきた。娘は倒れている夫を見たとたんに泣き出してしまい，ほぼパニック状態。「ばば，知ってる病院ないの？」「ない」（熊谷には総合病院はない）「救急車呼ぶ？」「呼ぶ」。娘は「私，ちゃんとしゃべれないから」と孫に電話をかけさせ，私はとりあえず，濡れた寝間着を新しいものに取り換える。私よりも体重が少ないはずの夫は意外に重く感じられて，要領よく取り換えることができない自分がもどかしかった。

　救急車が到着したのは4時40分ごろだっただろうか。わが家からいちばん近い脳神経外科病院に運ばれた。結果は右脳被殻出血で，ものの見事に左半身麻痺。当直の医師は若く，やや線が細くて頼りなく見えたが，説明は的確でわかりやすかった。しかし「出血が続く可能性がないわけではないので，しばらく様

坂田三允
さかた みよし
多摩あおば病院看護部顧問（東京都東村山市）

Miyoshi SAKATA
TADAYOI ESSAY

子を見なければ確実なことは言えない」ということで，とりあえず，ICUのようなところに入室することになった。その後，連絡を受けた次女も合流して私たち母娘は看護師さんからの説明を受けるために，廊下のベンチで待っていた。まだ病棟には夜勤者と早出の看護師さんしかいなかった。1人の看護師さんが「すみませんね。もうしばらくお待ちください」と何回か断りに来てくれて，私たちはあまり待たされたという感じはしなかった。

話が終わって，2人で5分以内であれば面会できる，ということで娘2人が会いに行った。

帰宅途中で彼女らが怒りを込めて言う。「この病院はよくない。左目が開いたままで涙が出ているからティッシュで拭こうと思って看護師に聞いたら，嫌そうな顔で使いかけの箱を渡してさ。使いかけなのに『後で新しいのを返してください』って言ったんだよ。どういうこと」。帰宅してからは孫も含めてネットでいろいろ調べては悪口を言っている。たしかに看護師の悪口がいろいろ書かれているが，少なくとも私は嫌な思いはしていない。「さっき話した看護師さんは全然問題なかったじゃない。夜勤明けで疲れていたのかもしれないし，入院したてで持ち物がないということがわからなかったのかもしれないじゃない」などと言っても，なかなか納まらない。いやいや恐ろしい。病院の評判は1人の看護師の態度で左右されてしまうのだ。

あわただしい1日が終わり，次の日の予定を立てていると，長女がしみじみと言った。「絶対にお父さんを施設なんかに入れない。私が面倒みる」と。彼女は，似たもの親子なものだから，父親に対する気持ちがアンビバレントで，傍目に見ていると「好き」だからこそ反発もした。一方で，認めてもらいたいと願っていることがよくわかるのに，決してそれを認めようとはせず，「お父さんが寝たきりになっても絶対面倒なんかみないから」と言っていたのだ。つい2〜3日前にも，そう言っていた。だから私はやっぱりねという思いで，「あらま，ありがと」と軽く返した。

そこまでは，とてもよかった。

ところが，2日目。娘は考えすぎた。わが夫が「みんなに迷惑かけないようにぽっくり逝きたいと思っていたのに，最悪の事態になってしまって悪いな」などと柄にもなくしおらしいことを言うものだから，これまでずっと反発して，父親の面倒をみてこなかったことを後悔しはじめたのだ。「もっと体のことを考えて食事の支度をすればよかった」とか，「本人が飲みたくないといっても無理にでも，ちゃんと血圧を下げる薬を飲んでもらえばよかった」とか，私に言わせれば「あなたがいくら準備したって，あの人は絶対に自分の好きな物しか食べないから。あなたのせいなどではない」のだが，本人はなかなかそうは思えないらしく（私と異なり基本的にネガティブ思考），ぐちぐち言っている。

リハビリが順調に進み，夫にできることが増えれば，夫のしおらしい言葉などもうお願いしても聞くことはできないだろうし，娘の反発も復活するに違いない。落ち込まれるより派手に喧嘩していてくれたほうがいいな〜と思う私であった。

Book of the month
書籍紹介

メンタルヘルス・ライブラリー33
精神保健福祉法改正
太田順一郎　岡崎伸郎 著　批評社　定価（本体1,800円＋税）　2014

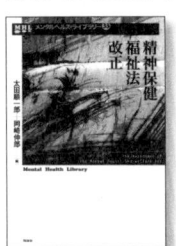

精神保健福祉法2013年改正は「改正」だったのか！？（中略）精神保健・医療・福祉の構造的・普遍的問題を多様な視点から検証し，抜本的制度改革の方向性を明らかにする。（帯より）

事例でわかる
教師のストレス対処法
岡田謙 著　金子書房　定価（本体2,000円＋税）　2014

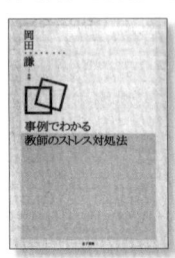

「保護者対応」「学級崩壊」「同僚・管理職との人間関係」「過度の仕事」「教師としての役割」「自分の性格」……。さまざまな理由から困難な状況に陥っている教師の方々に，事例をふまえて，そこから生じるストレスへの対処法を紹介する。（帯より）

精神病理学の歴史
精神医学の大いなる流れ
エルヴェ・ボーシェーヌ 著／大原一幸　高内茂 訳
星和書店　定価（本体4,500円＋税）　2014

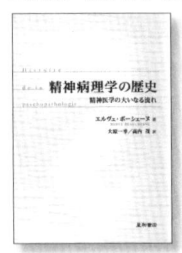

現代までの精神病理学の流れを，フランス学派の独自性を保ちつつ，大きな偏りのない客観的な立場から俯瞰する。フランスで版を重ねた良著。（帯より）

治療的アセスメントの理論と実践
クライアントの靴を履いて
スティーブン・E・フィン 著／
野田昌道　中村紀子 訳
金剛出版　定価（本体4,500円＋税）　2014

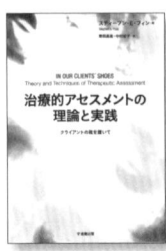

アセスメントを巡るクライアントと家族＝カップルの共同作業のなかに，査定者はクライアントの想像を超えたクライアント自身の「物語」を発見する。査定者―クライアント―家族が輪舞するアセスメントが，真に治療的でヒューマニスティックであるための19の断章。

ユマニチュード入門
本田美和子　イヴ・ジネスト　ロゼット・マレスコッティ 著
医学書院　定価（本体2,000円＋税）　2014

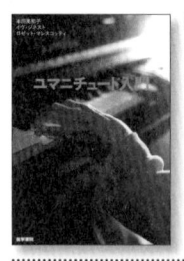

認知症ケアの新しい技法として注目を集める「ユマニチュード」。攻撃的になったり，徘徊するお年寄りを"こちらの世界"に戻す様子を指して，「魔法のような」とも称されます。しかし，これは伝達可能な《技術》です。（帯より）

実体験に基づく強迫性障害克服の鉄則〈増補改訂〉
田村浩二　星和書店
定価（本体1,800円＋税）　2014

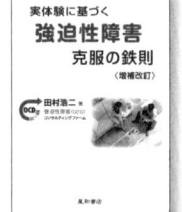

強迫性障害は不治の病ではありません！　強迫性障害は，人生をめちゃくちゃにしかねない怖い病気ですが，その特徴をよく捉え，正しい行動をとることによって十分改善する可能性があります。（中略）強迫性障害は，乗り越えれば，本当に何てことはないのです！（帯より）

摂食障害：見る読むクリニック
DVDとテキストでまなぶ
鈴木眞理　西園マーハ文　小原千郷 著
星和書店　定価（本体1,900円＋税）　2014

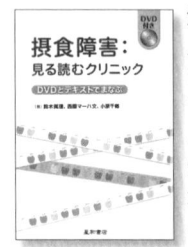

治療中の人も，治療で迷っている人も，すぐにかかれる病院が身近にない人も！　この本を「受診」してください。摂食障害の治療内容と病気への対処法，回復への道を知れば，もう怖くありません。さあ，本書で摂食障害の治療を体験してみましょう。（帯より）

モーズレイ摂食障害支援マニュアル
当事者と家族をささえるコラボレーション・ケア
ジャネット・トレジャー　ウルリケ・シュミット　パム・マクドナルド 著／
中里道子　友竹正人 訳
金剛出版　定価（本体5,400円＋税）　2014

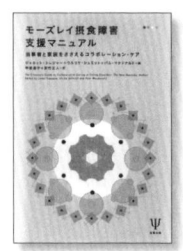

エビデンスに裏打ちされた認知行動療法，家族共同治療ユニットとしての「CRAFT」（コミュニティ強化と家族訓練），変化の技法としての「動機づけ面接」を駆使した，英国モーズレイ摂食障害ユニット発・摂食障害マニュアル決定版。（表紙そでより）

精神看護出版の本・CD-ROM

改訂 精神科ビギナーズ・テキスト〈身体管理編〉

B5判　152頁　2色刷　2014年3月刊行
定価（本体価格1,800円＋税）　ISBN978-4-86294-050-6

監修　特例社団法人 日本精神科看護技術協会
編著　大塚恒子（一般財団法人仁明会精神衛生研究所副所長）
　　　坂田三允（医療法人社団新央会多摩あおば病院看護部長）
　　　吉浜文洋（佛教大学保健医療技術学部看護学科教授）

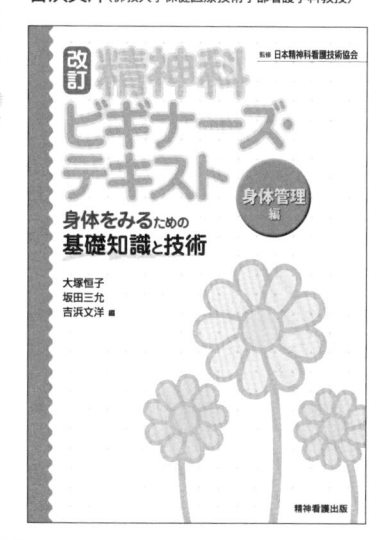

2008年5月に刊行した『精神科ビギナーズ・テキスト〈身体管理編〉』が部分改訂となります。今回の改訂では，ここ数年における身体管理技術の改訂内容（「救命救急処置」や「高血圧症」など）を盛り込んだ内容となっております。新人教育や身体ケアを学び直したい看護職・ケアワーカーに最適の1冊です。

目次
- PART1　精神科における身体管理――気をつけなければならないこと
- PART2　精神科病棟で出会う主な症状とアセスメント
  発熱／意識障害／頭痛／嚥下障害／悪心・嘔吐／腹痛／便秘・下痢（排便の異常）／浮腫・脱水・排尿障害（体液調節機能にかかわる異常）／骨折
- PART3　知っておかなければいけない主な疾患
  肺炎／慢性閉塞性肺疾患（COPD）／心疾患／脳血管疾患／便秘・イレウス／肺血栓塞栓症／悪性症候群／高血圧症／糖尿病／多飲水・水中毒／大腿骨頸部骨折／がん
- PART4　できるようになっておきたい主なケア技術
  吸引／ネブライザー吸入（気管内加湿法）／酸素吸入／経管栄養法／中心静脈カテーテル法（IVH）／ストーマケア／導尿／グリセリン浣腸／褥瘡／スタンダードプリコーション（標準予防対策）／救命救急処置

CD-ROM版 日本精神科看護学術集会論文集 vol.14

監修：特例社団法人日本精神科看護技術協会

2014年3月刊行　定価（本体価格5,000円＋税）
ISBN978-4-86294-051-3

＊本CD-ROMは「日本精神科看護学術集会誌 Vol.56」を基に作成しております。掲載されている研究者名，施設名，論文内容は原則として発表時のままです。

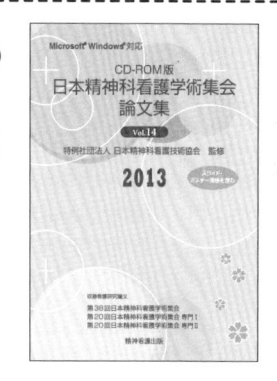

主な特徴

◆ 全文検索が可能。
◆ 2013年の日本精神科看護学術集会で発表された看護研究論文を全文収録（論文発表時のスライド画像，ポスターセッション画像を含む）。
◆ 2012年以前の日本精神科看護学会誌・学術集会誌に掲載された論文の論文情報（キーワード，執筆者など）も検索可能。

●収録看護研究論文
- 第38回日本精神科看護学術集会　（272論文収録）
- 第20回日本精神科看護学術集会 専門Ⅰ（64論文収録）
- 第20回日本精神科看護学術集会 専門Ⅱ（55論文収録）

◆収録形態
PDFファイル形式（PDF内のテキストデータは，コピーできないように設定してあります）。

◆動作環境
日本語版 Microsoft Windows／Vista／7／8
Internet Explorer7.0.1以上。256MB以上のRAM（512MB以上を推奨）。500MB以上の空き容量のあるハードディスク。本体内蔵または外付けのCD-ROMドライブ。

＊団体名および，著者の所属，肩書きは刊行時のものです。

精神看護出版の本

タイプやステージによって異なる認知症のケアと，老年期に好発する精神症状を区別してかかわっていくことで，老年期ケアは大きく前進する。

老年精神医学
高齢患者の特徴を踏まえてケースに臨む

【監　修】一般財団法人仁明会精神衛生研究所
【総編集】大塚恒子（一般財団法人仁明会精神衛生研究所）

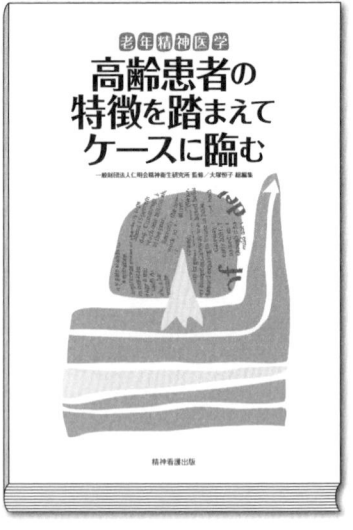

2013年8月10日刊行　B5判　216頁　2色刷
定価（本体価格2,400円＋税）
ISBN978-4-86294-049-0

　老年期の精神障害には，2つの大きな特徴がある。1つは老年期特有の生活環境の変化（たとえば，孤立，引退，身近な人との離別，死別など）との深い関連であるが，いま1つは，他の年代の精神障害とくらべると，「脳の器質性変化」が原因となっていることがきわだって多い，ということである。本書は，そのような高齢者精神障害の特徴を踏まえて，まず，第1部において，一般的な老年精神医学に関する事柄とともに，老年期の脳の器質的な障害についての十分な説明がなされており，第2部には，高齢者における精神障害の看護・介護についての基本的な考え方や，倫理的な問題，リスクマネジメント，家族に対する接し方，さらに，ケースを通しての看護・介護の実際について具体的に述べられるという展開となっている（「刊行にあたって」より）。

【主な目次】

第1部　高齢患者の特徴

PART1　老年期の中枢神経系の脆弱性
- 血管性変化
- 形態的変化　　　　など

PART2　老年期初発のせん妄
- せん妄の定義と分類
- せん妄の原因　　　など

PART3　老年期精神障害
- 老年期精神障害の特徴
- 高齢化精神障害　　など

PART4　認知症
- アルツハイマー型認知症
- レビー小体型認知症　　など

PART5　脳神経症候
- 運動障害
- 摂食・嚥下障害　　など

PART6　老年期精神障害の経過と予後
- 老年期精神障害の経過と予後

PART7　精神科病院での入院治療と外来治療
- 入院治療
- 重度認知症患者デイケアなど

第2部　ケースに臨む

PART1　対応に苦慮している高齢者看護の臨床
- 一般診療科，精神科，介護施設で困っている場面　　　など

PART2　高齢者精神障害の看護の基本
- カンフォータブル・ケア
- アクティビティ・ケア　　など

PART3　高齢者への倫理的配慮とリスクマネジメント
- 高齢者への倫理的配慮
- 高齢者へのリスクマネジメント

PART4　対応困難な高齢者の看護の実際
- 高齢者の生理的反応による異常行動の事例
- 高齢者にみられた術後せん妄の事例

PART5　高齢者の精神疾患の看護
- 高齢化した統合失調症患者の事例
- 遅発性緊張病の事例　　　　　など

PART6　認知症の看護
- 認知症看護を展開するコツ
- 原因疾患や病期の経過による看護の特徴を理解する

PART7　家族看護
- 家族のたどる心理的ステップと家族の感情表出のケア
- 認知症性疾患別の家族ケアの特徴

精神科看護 2014 10
THE JAPANESE JOURNAL OF PSYCHIATRIC NURSING

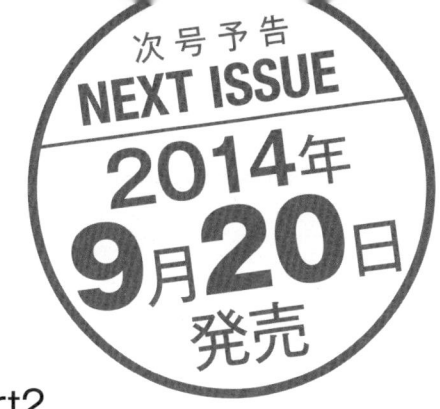

次号予告 NEXT ISSUE 2014年9月20日発売

特集 **見直してみよう 看護記録 part2**

臨床場面の"どこ"に焦点をあてて記録を書くか
看護記録の表現に患者さんのネガティブな表現を書くときの工夫
わかる・見える・伝わる看護記録を書くコツ
- 主観的表現と記録
- 患者さんのイメージが他者に伝わる記録
- どこを切り取り記録するか　など

Editing Post Script

◆2か月ほど前から，ある看護師さんに紹介していただいた禁煙法を試しています。①できるだけ良質な煙草に変える，②"いつでも吸える"と気楽に構えて数本持ち歩く，③ただし先の銘柄以外は吸わないこと。良質な煙草は高価で，簡単には手に入らないので，経済的・物理的制約を課す効果もありますが，何より「吸ってはならない」と無理な抑圧をしないので不思議と喫煙欲求が起こらず，かつ惰性で喫煙していた習慣を見直せる点が効果的です。「患者さんには禁煙を勧めているものの，自分のほうはなかなか……」という声をよく耳にしますが，これはオススメです。　　　　　　　　　(M)

◆さて職場環境はいかようか，ということを自分に引き寄せて考えはじめると，なぜかしらザワザワとしてくるので，まあ見た通りのものだろうと，体よくお茶を濁している。そんな態度だからリーダーなるものにはどう転んでもなれない，というのはわかりきったことでありますし望まないし，そもそも誰もそれを期待などしていない。ただリーダーめいた人は常にどの時期でも自分のまわりに確かにいて，その姿にわれ知らず憧れのようなものを抱きます。　　(S)

Staff

◆編集委員
木下孝一(医療法人共生会南知多病院)
瀬野佳代(医療法人社団恵友会三恵病院)
畠山卓也(公益財団法人井之頭病院)
松岡裕美(東京医科歯科大学医学部附属病院)
南　敦司(医療法人北仁会旭山病院)
◆編集協力
南迫裕子(公益財団法人神経研究所附属晴和病院)
◆EDITOR
霜田 薫／鈴木基弘
◆SALES MANAGER
齋藤 翼
◆DESIGNER
田中律子／浅井 健
◆ILLUSTRATOR
BIKKE
◆発行所
(株) 精神看護出版
〒140-0001　東京都品川区北品川1-13-10
　　　　　　ストークビル北品川5F
TEL.03-5715-3545／FAX.03-5715-3546
http://www.seisinkango.co.jp
E-mail　info@seisinkango.co.jp
◆印刷　山浦印刷株式会社
●本書に掲載された著作物の複製・翻訳・上映・譲渡・公衆送信(データベースへの取込および送信可能化を含む)に関する許諾権は，小社が保有しています。

精神科看護
2014年9月号　vol.41 No.9　通巻264号
2014年8月20日発行
定価(本体価格 1,000円+税)
ISBN978-4-86294-168-8

定期購読のご案内　月刊「精神科看護」は定期購読をおすすめします。送料，手数料は無料でご指定のご住所へお送りいたします。バックナンバーからのお申し込みも可能です。購読料，各号の内容，申し込み方法などは小社webサイト (http://www.seisinkango.co.jp/) をご確認ください。

雑誌『精神科看護』広告媒体資料

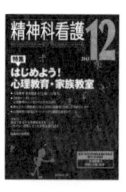

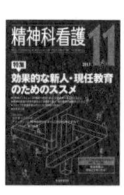

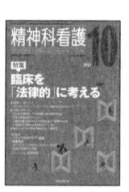

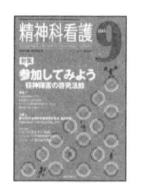

雑誌『精神科看護』は発行より40年を迎え，精神保健医療福祉分野で仕事をする看護者に向けた専門誌として広く購読されています。精神保健医療福祉の動向にもとづいた特集，調査報告・研究，精神科看護技術に関する連載，最新の精神医学の解説，関連図書の紹介・書評などを掲載しております。

発行：月間（毎月20日発行／本体価格1,000円）／**発行部数**：7,000部
主購読者：精神科病院（総合病院の中の精神神経科含む）・保健福祉施設に勤務する看護者，看護師等養成機関で働く教員（看護者），コメディカル等にご購読いただいております。
判型：B5判／**頁数**：80～96ページ／**表紙**：4色／**本文**：2～1色

広告募集中！

雑誌『精神科看護』では随時，広告の募集を行っております。出稿を検討される方は下記の要項，広告料金をご確認のうえお申込ください。なお，掲載希望号がある場合は申込の際に担当者にお伝えください。

❖ **お申込方法**
　お電話（03-5715-3545）にてお申込ください。
　＊掲載号によってはご希望のサイズに沿えない場合がございます。
❖ **広告申込締め切り**
　発行日の50日前（前々月末日）必着
❖ **広告原稿締め切り**
　発行日の30日前（前月20日）必着
❖ **入稿に関して**
　広告原稿はCD-ROMなどを下記の送付先に送付いただくか，メールで送信して下さい。
❖ **ご請求に関して**
　雑誌刊行後，広告掲載誌とともに請求書を送付いたします。

求人広告料金 [掲載場所：表3対向ページ（最終ページ）／色数：1色]

サイズ	囲み枠（天地mm×左右mm）	本文スペース（天地mm×左右mm）	広告料（税別）
1頁	237×151	227×149.5	80,000円
2/3頁	155×151	145×149.5	60,000円
1/3頁	74×151	64×149.5	35,000円
1/6頁	74×74	58×72	20,000円

広告料金

掲載場所	サイズ	色数	寸法（天地mm×左右mm）	広告料（税別）
表4	1頁	4色	190×155	160,000
表3	1頁	1色	226×155	100,000
表3	1/2頁	1色	110×155	50,000
記事中	1頁	1色	220×146	80,000
記事中	1/2頁	1色	102×146	40,000
記事中	1/4頁	1色	102×68	20,000
綴込広告	1枚	設定なし	製品広告	160,000
綴込広告	1枚	設定なし	記事体広告	180,000

送付先　精神看護出版　〒140-0001　東京都品川区北品川1-13-10　ストークビル北品川5F
TEL.03-5715-3545　FAX.03-5715-3546　E-MAIL.info@seishinkango.co.jp